The changing role of pharmacists in Japan

薬剤師と社会

変わりゆく職能

小松楠緒子 編著

北樹出版

目 次

1 総合人文社会科学の概要・目的 … 10
1 はじめに … 10
2 総合人文の難しさ … 11
3 教案上、運営上の工夫 … 12
1. 視聴覚教材の導入 (12)
2. フィードバックプリントの作成・配布 (14)
3. コメンテーター制度の創出 (14)

4 教育評価の結果 … 16
1. 調査概要 (16)
2. 調査結果 (16)

5 結論および今後の課題 … 16
1. 結論 (17)
2. 今後の課題 (17)

2 新薬の製造販売後（育薬）における薬剤師の役割 … 20
1 育薬とは … 20
2 我が国の新薬発売後の問題点 … 20
3 育薬の実際 … 21
4 医薬関係者からの副作用報告制度 … 22
5 医療機関における医薬情報活動 … 26
6 我が国における製造販売後の体制 … 26
1. 医薬品の再審査制度 (26)
2. 医薬品の製造販売後の調査および試験の実施の基準 (26)
3. 安全性定期報告 (27)
4. 医薬品、医薬部外品、化粧品および医療機器の製造販売後

　　　　　　安全管理の基準（27）
　　　5. 医薬品の再評価制度（28）
　　　6. 副作用・感染症報告制度（28）
　　　7. 医薬品副作用被害救済制度（28）

3　セルフメディケーションにおける薬剤師の役割 ……………… 30

1　セルフメディケーションの背景 ……………… 30
　　　1. 衣食住から医・衣・食・住へ（30）
　　　2. 国民皆保険制度とセルフメディケーション（31）
　　　3. 社会保障の財政危機と対応（32）

2　セルフメディケーションの定義と実践 ……………… 32
　　　1. セルフメディケーションの定義（32）
　　　2. セルフメディケーションの効用（34）
　　　3. 実践へのステップ―状況の認識（34）
　　　4. 地域を基盤とする体制の整備（35）

3　支援する人材育成と薬剤師の役割 ……………… 35
　　　1. 支援する人材の育成（35）
　　　2. 薬剤師の該当性と役割（36）

4　セルフメディケーション支援に必要な教育と訓練 ……………… 36
　　　1. 薬学教育の変遷（36）
　　　2. 薬剤師職能のコペルニクス的転換（37）

4　在宅療養での薬剤師の役割 ……………… 38

1　在宅療養の制定 ……………… 38

2　現在の医療動向 ……………… 40

3　居宅療養管理指導の推移 ……………… 42

4　入院療養から居宅療養への移行 ……………… 43

5　居宅療養の現場 ……………… 46

6　ゲシュタルトの法則による在宅指導 ……………… 48

7　おわりに ……………… 50

5 地域医療における薬剤師の役割 …… 52

1 地域医療とは …… 52

2 地域医療における薬局の役割 …… 53
1. かかりつけ薬局 (53)
2. 在宅医療 (55)
3. 相談薬局 (55)

3 地域医療における薬剤師の役割 …… 56
1. 休日夜間診療 (56)
2. 学校薬剤師 (57)
3. 緊急災害時 (58)
4. 地域医療における医療連携 (58)

6 病院における薬剤師の役割 …… 60

1 はじめに …… 60

2 業務概説 …… 60

3 調剤業務 …… 61

4 薬剤管理指導業務 …… 62

5 製剤業務 …… 63

6 薬品管理業務 …… 63

7 医薬品情報管理業務 …… 65

8 薬品試験業務 …… 66

9 治験業務 …… 66

10 これからの病院薬剤師 …… 66

7 今後の社会保障制度 …… 67

1 社会構造の変化（少子高齢社会） …… 67
1. 少子化 (68)
2. 高齢化 (69)

②　社会保障制度と医療保険 70
　　　　1. 医療保険について (71)
　　　　2. 医療費 (73)
　　③　医薬分業と調剤医療費 75

8　今後の病院経営における薬剤師の役割 77
　　①　医療施設の現状 77
　　　　1. 病院数の推移 (77)
　　　　2. 薬剤師数の推移 (78)
　　②　日本の国民医療費 80
　　③　DPC 対象病院とは 80
　　　　1. DPC 対象病院の現状 (80)
　　　　2. 包括払いとは (81)
　　④　病院の収支構造 82
　　　　1. 収入になる要素 (82)
　　　　2. 支出される内容 (82)
　　⑤　病院薬剤師が関与する保険点数（診療報酬） 84
　　⑥　持参薬の活用 85
　　　　1. 持参薬とは (85)
　　　　2. 持参薬活用のメリット (85)
　　⑦　地域医療と薬薬連携 86
　　　　1. 地域医療 (86)
　　　　2. 薬薬連携 (86)

9　我が国における薬剤師職能改革の展望 88
　　①　医薬分業の歴史 88
　　②　医薬分業の現状と問題点 90
　　③　世界の薬剤師の動向 92
　　④　我が国における医療改革 93

5 求められる薬剤師職能	94
体験記1　サリドマイドを生きる	98
体験記2　がんの夫を看取って	107

あとがき（115）

本書の利用方法

　本書は、薬学部で開講する総合人文社会科学のテキストとして編集された。明治薬科大学において、総合人文社会科学を6年次必修科目として開講するにあたり、まず適切なテキストを探した。しかし、この科目を開講している薬学部は少なく、本学に合う教科書はみつからなかった。そこで明治薬科大学関係者の協力を得て、自ら作成することにした。
　以下、明治薬科大学総合人文社会科学における本書の使い方を記すので参考にされたい。

1．授業時には必ず本書を持参させる
　総合人文社会科学の講義は主としてパワーポイントを利用、受講者が本書を参照することを前提として行われる。この種の講義においては、図表を参照することがあるが、その多くが本書に載っているためプリント等の資料は原則として配布しない。これは事務的な労力の削減に貢献する。さらに、本書を随時参照することは、受講者の理解をサポートすることにもつながる。パワーポイントを使った講義においては、一般に、すぐ画像が切り替わるのでわかりづらい、という短所が指摘されている。本書の併用により上記の短所を緩和し得る。

2．書き込みをするなど有機的理解を推奨する
　これまで習ったこと、習っていないことが講義において混在するものと思われる。履修者に求めるのは、既存の知識を呼び起こし、新規に習った知識と結び付け、有機的に理解することである。そのため、本書に書き込みを行う、それをもとに講師に質問をする、などの積極的行動が望まれる。これらの過程により、知識が血肉化されるであろう。また、後述のように本書の定期試験への持ち込みは可能である。書き込みは答案作成の一助ともなろう。

3．定期試験受験時には極力本書を持参すること
　定期試験への本書の持ち込みは可能である。むしろ推奨されている。試験問題は記述式であり、本書を持ち込み、随時参照することを前提として行われる。履修者は必要に応じ、本書を参照されたい。書き込みも答案作成の参考になるであろう。テキスト持ち込み可能のため、闇雲に暗記する必要はないが、どこに何が書いてあるか、全体像をつかむことが望ましい。

　なお、各テーマのポイントは、巻末あとがきに記載した。はじめにあとがきを読み、おおまかな全体像を把握するのも有用であろう。

平成23年8月11日　小松　楠緒子

薬剤師と社会——変わりゆく職能

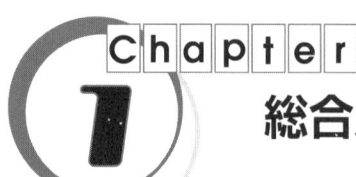

Chapter 1 総合人文社会科学の概要・目的

1 はじめに

ここでは、総合人文社会科学の目的、位置づけについて概観する。しばしば筆者は、総合人文社会科学を学ぶ意味について質問を受ける。その答えの一端は下記に記載されている。各自の考察を望む。

総合人文社会科学は医療人間学分野に位置づけられる。薬学科6年次必修の総合人文社会科学は、

　①医療者が必要とする人文・社会科学の素養・思考法を身につけること
　②現代医療における諸問題を把握すること
　③医療人としての問題意識を持ち、自ら考える力の涵養

を目的とする。

具体的には、医療倫理学・医療社会学・医療経済学・社会保障論などの諸領域を学習する。講義においては、患者の権利、セルフメディケーション、在宅ケア、薬害、社会保障制度など、幅広いテーマを扱う。視野を広げるため、海外の動向に言及、必要に応じ、視聴覚教材を見る。問題意識・思考力の涵養を目指し、講義の終わりに小レポートを作成する。総合人文の特徴は、薬大生を対象に視聴覚教材を積極的に利用した包括的な講義を行っている点にあり、良好な授業評価を得ている。ただし、講義を始めた当初は、筆者の経験不足もあり、参考となる先行事例の少なさ、授業展開の難解さ、コネクションのとぼしさ等運営上の困難に直面した。この講義を軌道にのせるためには、その後教材開発・授業改善などの試行錯誤を通し、授業体系を作り上げる必要があった。本章では、総合人文の実践にあたり筆者が直面した困難に触れ、次にその解決のために行った教案・運営上の工夫に言及する。さらに、現時点での授業評価のデータを示し、今後の課題を挙げる。すなわち、医療人間学の現状、課題を概観しつつ、総合人文社会科学の目的、課題、舞台裏に触れる。

医療人間学（メディカル・ヒューマニティーズ）は、1970年代、アメリカで起こった学問領域であり、医療を人間の営みとして人文社会科学の観点からとらえるという特徴を持つ。その目的は、①患者理解の促進、②物語能力の向上、③医療記録の理解力の向上、④共感力の養成、⑤自己理解の促進、等である［足立2007：136］。この講義は現在、主に欧米の医療教育において盛んに行われている。

アメリカを例にとると、医療・医科学と人文社会科学の分野に多くの接点が設けられ、制度的に確たる基盤が存在している。多数の医学校で文学と医療コース（Literature and Medicine）が開かれ、医療者のための生涯教育においても文学教育が行われている。医学教育で用いられる文学作品は、William Carlos Williams『権力の行使』（*The Use of Force*）、Richard Selzer『人でなし』（*Brute*）等である。生涯学習はメイン州などで行われており、たとえばメイン人文学協議会では、医療者を含む病院職員に対し定期的に文学教育を実施している［足立 2007:136,139,141］［安藤 2007:1］。

しかし日本においては、医療人間学の実践はまだ始まったばかりである。先行研究も、足立［足立 1997］、手島［手島 2006］のものなど数少ない。明治薬科大においては、平成14年度から医療人間学を開講している。筆者・小松が担当するこの講義は、前述のように総合人文社会科学（以下"総合人文"）と呼ばれ、コア・カリキュラム上は、"ヒューマニズムについて学ぶ"に位置づけられる。

2　総合人文の難しさ

本項では、総合人文社会科学の舞台裏に言及する。この講義を運営する側の難しさを以下に挙げる。①②に関しては、いまだに解決されたとはいえない。受講者の協力を受けつつ運営している次第である。次項では具体的にどう工夫しているか、について触れる。

総合人文の実施にあたり、筆者が感じた困難は、下記の通りである。

①**履修人数の多さ**　一度に400名を教える必要があった（6年制では300名程度）。しかも、受講者（薬大生）にとって専門外である人文社会系の科目を包括的に教えなければならない。

②**教室の広さ**　総合人文の講義は、式典等を行う大講堂で行われる（6年制以降は階段教室）。階段教室でないため、後ろまで目が届かず、後方の学生は講義への参加意識・積極性を持ちにくい。

③**人脈のとぼしさ**　総合科目の特性上、多分野の講師を招聘する必要があったが、就職2年目で受け持つことになったため、あまり人脈がなかった。

④**先行事例の少なさ**　類似の講義が北里大学など少数にとどまっており［北里大学医学部医学原論研究部門 1992］、方向性が見えづらかった。特に薬科大における実践例が少ない印象を受けた。

上記①②により、講義の双方向性を保つのが難しく、一方的になる可能性が高い。さらに、③のように人脈に恵まれておらず、人材集めには苦戦が予想された。全体像をイメージしようにも、④の事情により困難であった[1]。当然苦戦が予測されたが、引き受けたからにはやるしかない。先行事例が少ないことをむしろ幸いととらえ、工

夫を凝らし勤務校に合う独自の講義を作ってゆこうと決めた。

③ 教案上、運営上の工夫

　下記においては、講義をコーディネイトする側の工夫について述べる。総合人文社会科学は教員と受講者が共同で作ってゆく科目である。受講者は、本項よりこの講義において何が求められるかを学び取り、積極的に参加することが望まれる。

1. 視聴覚教材の導入
　講義においては、視聴覚教材を積極的に導入することにした。視聴覚教材の使用により鮮烈な印象を与えることで、大教室多人数講義のデメリット（双方向性の欠如、参加意識・モティベーションの低下）を克服し得ると考えたからである。ガニエの授業事象によると、導入部分で注意をひきつけることが重要であるが、映像教材はそれを容易にする［赤堀 2004 :139］。
　さらに、②の③で触れた人脈のとぼしさによる講義の偏りも緩和し得ると考えた。視聴覚教材を医療人間学に用いた例はあまり聞いたことがなかったが、当時筆者が受け持っていた社会学、医療社会学、調査法の講義では一定の成果を上げていた。そこで思い切って導入に踏み切った。
　視聴覚教材は、主としてテレビ番組（主としてドキュメンタリー）を録画、編集したものを使用した。講義のテーマ・形態への適合性を高めるため、筆者が事前に手を加えた[2]。
　なお、視聴覚教材作成は、以下を満たすように作成した。
　　①強い印象を与えるもの
　　②感情を揺さぶるもの
　　③問題意識を呼び起こすもの

　まず①②により、モティベーションの向上、共感力の涵養を目指す。さらに、③により、医療者としての倫理観を問い、自己理解を促進することを狙った。大教室・多人数という講師のメッセージが届きづらい状況において受講者に参加意識を持たせるため、教材の作成・選定に力を入れた。具体的には、平成19年度の講義で使用した視聴覚教材は下表の通りである。

表 1-1　平成19年度総合人文視聴ビデオ一覧

第1回	兵士になりたい —ステファンの夢
第2回	何でもできる —サリドマイド患者の日常（特別講師［サリドマイド患者］の提供による）
第3回	映像なし（がんを経験した患者さんと元主治医のお話）
第4回	家族と海がみたい —在宅ホスピスの挑戦

第5回	爆笑問題の日本の医療、大丈夫？　高額医療費に苦しむひとびと
第6回	癒しの医療をあなたに —おげんきクリニックの試み
第7回	M医師を殺してやりたい —ある夫妻の闘い　記憶を消す薬 —問われる医療倫理

　このうち、初期のころから使っているのが、第7回の"M医師を殺してやりたい"という映像である（NHKの特集を編集）。あらすじを紹介すると、"N夫妻の娘さんが重い心臓病を患っており、T病院M医師の勧めで手術を受けた。しかし、術後検査の結果、予後が悪いことが分かった。回復するためには移植手術が必要であったが、主治医は両親に、①予後不良と思われること、②回復するには心臓移植が必要であること、を告げなかった。病状がよくならないので転院したところ、すぐ余命告知をされた。娘を助けたい両親は募金を集め、急遽渡米したがドナーが現れず娘さんは亡くなった。両親はこのことが忘れられず、のちにT病院に説明を求め、M医師と会った。M医師は型通りの謝罪をするにとどまり、両親は黙って病院をあとにした"というあらすじである。

　上記はパターナリスティックな医者にとっては何気ない行為だろうが、患者側の苦悩は深い。

　父親は、

　　「もっと早く渡米していれば助かったかもしれないと思うと、悔しいという気持ちがずっとありました」と述べた。

　そしてM医師に対し、

　　「私たちのこころの傷は一生消えない。これからはこういうことがないようにしてほしい」と訴えた。

　母親は、

　　「私たち家族、特に私は……謝ってもらった今日この日からもっと苦しくなるんです」

　　「なぜもっと早く……言ってくださらなかったのですか？」と、そっと泣いた。

　スクリーンに大写しになった母親の顔には深い悲しみが刻まれ、毎年講堂はシンとする[3]。

　ビデオ視聴後には、筆者が前に立ち、この出来事が起こった背景を解説する（当時、M医師の所属する医局ではパターナリズムが許容されていた等）。そして、テキストで基礎概念（パターナリズム、専門家支配等）について説明し、「インフォームド・コンセントにおいて重要なことは何か？」という設問を解かせ、考えさせる。

　ある学生は、「きちんとした説明がされていれば、亡くなって"悲しい"と思うことはあっても"悔しい"と思うことはなかったのではないか」と述べた（小レポートの記述より）。さらに「医療者として現場に出る前に、この映像を見ることができてよかった。身が引き締まる想いがする」という意見が毎年見られる。

　この教材は、インフォームド・コンセントの大切さ、医療者の責任の重さを伝える

ために有用と思われる。さらに、臨場感に富む映像を視聴することにより、パターナリズム、専門家支配等、医療倫理において重要な概念をも生きた知識として身につけることができよう。

このように視聴覚教材は、当事者の気持ちを直接的に伝え、問題意識を喚起することができ、有用である。ただし、教材作成には相応の労力を要することを付記する。総合人文の場合も、試行錯誤を重ね、授業を軌道にのせるまで通常の講義より時間がかかった。

また、映像教材には限界もあるため、可能であれば実在の人物を招くとよい。総合人文においても、癒しの医療というテーマで、当初はユニークな試みをしているクリニックの映像をみせていた。しかし機を見て当事者と交渉、現在は特別講師としてクリニックの院長を招聘している。

2．フィードバックプリントの作成・配布

多人数を講堂等に集め、一斉に教える場合、双方向性の保持が困難である。講師が一方的に話し、履修者はこれを受け身的に聴くことになりがちである。この問題を解決するために、総合人文ではフィードバックプリントの作成・配布を実施している。

この講義においては、3-1で触れたように、テーマに沿った設問が出される。講義の終わりに設けられた解答時間（20分程度）を用い、受講者は答案を作成する。そのうち、優秀なもの、おもしろいものを選んでプリントに取り上げ、次回の講義の冒頭で紹介する。プリントの掲載者には平常点が加算されるというシステムにより、インセンティブをはたらかせている。

またフィードバックプリントには、講師が受講者の質問に答えるコーナーがある。特別講師から学生へのメッセージが記載されることもあり、双方向性の保持に寄与している。このような工夫により、講師と履修者はコミュニケーションをとることができ、キャッチボールのような講義が実現する。平常点向上というインセンティブをはたらかせることで、履修者の参加意欲を向上させるという効果も見られる。なお、フィードバックは学習者の認知を修正し、経験を与えるなどの点で有用であることが先行研究によって指摘されている［赤堀 2004：149-151］。

3．コメンテーター制度の創出

フィードバックプリント同様、講義の双方向性を保持するために創設したシステムである。本講義においては、毎回3〜5名ほどのコメンテーターが設置される。コメンテーターは、筆者が頼んだ者および立候補者から成る。コメンテーター業務を遂行すると、平常点が向上するというシステムでインセンティブをはたらかせている。コメンテーターの業務内容は、

　①講師の問いかけに答える

②講師に対し、質問をする
というものである。講演が終わると、講師が質問すると事前に告げているので、講演中、彼らは必死でメモをとっている。

　大講堂での多人数講義は、講師が一方的に話すという単調さに陥りがちである。しかし、コメンテーターの設置により、受講者と講師のやりとりが可能になり、相互作用が生まれる。たとえば、前出の映像、"M医師を殺してやりたい"の視聴後には、下記のような対話がなされた。

講師（筆者）：どうしてM医師は心臓移植という選択肢を提示しなかったのかな？
コメンテーター１：うーん…プライドがあるから？
講師：ここで治せなきゃしょうがないってこと？
コメンテーター１：…はい
講師：では、もしあなたが主治医だったら、患者さん側にどう説明する？
コメンテーター２：…国内で手術する方法と…海外での移植という手段があることを話します
講師：国内の手術は不要だった可能性が高いから、国内で妥当なのは内科的治療かなあ…コメントありがとう
コメンテーター２：はい
講師：どうしてお母さんは、"謝ってもらった今日この日からもっと苦しくなる"といっていたのかな
コメンテーター３：うーん…憎む相手がいなくなる…から？
講師：どういうこと？
コメンテーター３：謝ってもらったら怒りをぶつける相手がいなくなるから、かなと
講師：なるほど…怒りに支えられて生きるってこともあるからね

　このような会話により、授業に起伏と臨場感を付与し得る。ただし、教室が広いため、コメンテーターの声は（通常あまり大きくない）、会場全体には届かない。そのため、講師がコメンテーターの発言を繰り返す必要がある。
　②の役割も重要である。400人が参加する講義では質問がしづらい。「質問は？」と促しても、通常フロアからの質問はない。しかし、コメンテーターという役割を与えられることにより、発言の障壁は下がる。現状では、指名された場合、ほぼすべてのコメンテーターが何らかの発言をする。赤堀が指摘するように、日本では質問を求めると沈黙がつづくことが多いが［赤堀2004：66］、コメンテーター制度により、フロアからの質問を引き出すことができるのである。コメンテーターが発言をしたあとでは、コメントしやすいのか、フロアの学生を指しても回答が得られることが多い。

4 教育評価の結果

ここでは、総合人文社会科学に関する調査の結果に触れる。客観的評価を概観し、受講の参考にされたい。

1．調査概要

概要は下記の通りである。調査は平成19年10月30日に、学術研究・授業改善を目的として実施した。対象者は総合人文の受講者（講義の出席者）であり、調査は総合人文社会科学の講義時間を利用して行われた。調査項目は、動機づけ、今後の課題に関するもの等6項目である。講義中に、調査票を配布、大講堂の外に設置した回収箱に提出するよう指示した。倫理的配慮として、調査の趣旨・内容を説明し、解答の使用を希望しない場合には拒否できることを明示した。なお、N＝335で回収率は89.1％にのぼった[4]。

2．調査結果

対象者の属性は、男性39.0％、女性61.0％であった。さらに、調査当日の講義に関して、「今回の元がん患者さんのお話は印象に残りましたか」と聞いたところ、「印象に残った」が69.3％、「やや印象に残った」が23.6％であり、2つを合わせると92.9％にのぼる。これにより、対象者の多くが講演内容にかなりの印象を受けたことが分かる。さらに「今後、がんを経験した患者さんの話を聴く機会があれば、参加したいと思いますか」と尋ねたところ、「参加したいと思う」34.0％、「まあ参加したいと思う」43.6％、合わせて77.6％という結果が得られた。このことから、対象者のうち多くのモティベーションが上がったと推測される。

最後に講義の改善点について、「総合人文に関するご要望はありますか？　下記から選んで丸をしてください。いくつ選んでもかまいません」と質問したところ、上位3つは「違う時期に開講してほしい」45.1％、「レポートを書く時間をもっと長くしてほしい」28.1％、「違う分野の先生の話を聴きたい」11.4％、という結果が得られた。なお、希望開講時期は、"4年前期"が多く、他に"午後ではなく午前に"、"過去問試験の前を避けて"、"もっと早い学年で"等の意見があった。

5 結論および今後の課題

最終項においては、総合人文社会科学の学術的課題について触れる。この科目は、いまだ進化の過程にあり、今後も変容するであろう。受講者はその一端を担っている。それを認識してもらえれば幸いである。

1. 結　　論

　医療人間学はアメリカに端を発し、主として欧米で盛んに実施されている。しかし、日本での実践は、活発とはいえない。明治薬科大では、平成14年度から総合人文社会科学という呼称で医療人間学の講義（現時点では4年次必修。6年制以降以後は6年次必修）を実施している。

　筆者は就職2年目で総合人文を担当することになり、当初は参考となる先行事例の少なさ、授業展開の難解さ、コネクションの不足等運営上の困難に直面した。しかし、視聴覚教材の活用等の工夫により上記を乗り越え、現時点での授業評価はおおむね良好である。

　ただし、今後の課題としては、以下に挙げる開講時期・受講人数の再検討、時間配分の改善、教育効果・共感の質的差異に関する計量・定性調査の実施、医療人間学教育の展開の国際比較、諸外国・多分野との人的学術的交流等が挙げられる。

2. 今後の課題

〈1〉 実践的側面における課題

（1） 教材開発

①テキスト・サブテキストの作成　　総合人文では、筆者が開発したテキスト・サブテキストを使用しているが[5]、これらは、医療人間学に特化したものではない。今後は、海外のテキストを参考に、日本に合う医療人間学のテキストを創出することが必要であろう。日本特有のケースも含め事例を多く入れ、問題解決型のものにするとよいかもしれない。

　サブテキストに関しても同様で、今後医療人間学に特化したものを作成することが望まれる。問題意識を喚起する事例、時事的話題を入れ、答案の書き方を簡潔に示したものを作るとよいであろう。就職以後も有用なものにすれば、生涯教育でも使用することができると思われる。

②視聴覚教材のデータベース化　　医療人間学においては、感情を揺さぶる視聴覚教材を用い、問題意識を喚起するという手法が有効であることが分かった。ただし、独自の視聴覚教材の作成には手間がかかる。どのような手順で作成したらよいか分からないという意見もあろう。そこで、視聴覚教材をデータベース化、情報を共有するとよいと思われる。それと同時に、映像資料を視聴覚教材としてハードディスクに整理・保管すると有用と考えられる。

（2） 授業改善

①講義のデータベース化　　アメリカにおいては、講義を録画・データベース化している。希望者はこれらの映像を視聴することができる。日本では、個々の教員が講義の記録を残していることはあっても、システム化した上での保存はされていないも

のと思われる。今後、医療人間学の裾野を広げるためには、アメリカのように映像のデータベース保存のシステム化を実施することが望ましい。授業改善のセミナー、ＦＤ研修等を行う際も、この種の記録は有用であろう。さらに、医療倫理分野のように、日本で使う映像教材の作成に取り組むことも必要であろう。

②教案のデータベース化　①と関連するが、医療人間学においては、国内の前例が少ないため、参考になるケースはあまりない。それゆえ、教案（特に優れた実践例）は貴重といえる。講義の構造、流れ、工夫した点、要改善点などを記録し、分野ごとにデータベース化するとよいと思われる。

③人材のデータベース化　医療人間学の教育は学際的であるため、多様な人材が必要になる。各々の教員が講義のたびに適任者を探し、講義の依頼をするのは効率的とはいえない。既存の研究者データベースのように、人材をデータベース化するとよいと思われる。特に闘病体験を語る患者は、貴重な人的資源であり、データベース化が望まれる。現時点では、患者の語りデータベースは存在するが、闘病体験を医療系の学生に語る人材のデータベースはないようである。この種の情報の収集・整理は、今後の課題といえよう。

④小中高の教科教育との連携　教育法の観点からは、小中高との連携が挙げられる。

　たとえば、総合人文で使った心筋拡張症患児の映像[6]は小学校の道徳の教材としても用いられ、効果を上げている[7]。

　受講者の年齢は違うが、授業展開・発問などには工夫が凝らされており、参考になる。小中高は大学に先んじて価値・人格教育を盛んに行い、実践面の蓄積があるので、学術的な交流をするとよいであろう［武藤 2002］。

（3）教師教育

現状では、教員は教育に力を注いでも、評価につながらない場合が多い。これは、教育に時間・労力を割くインセンティブがうまくはたらかない状況といえる。医療人間学の講義は、教材の準備、人材のコーディネート等、手間がかかる。インセンティブがはたらいていない場では、不十分な準備で講義する教員も出てくるであろう。これでは、講義の質向上は望めないのではなかろうか。

今後、医療人間学の質を向上させるには、授業評価を査定に反映させるアウォード（賞与）制度の確立など、制度面の改正が望まれる[8]。

〈2〉 学術的側面における課題

（1）医療社会学の視点から

医療社会学的には、患者の語りの分析という課題が挙げられる。さらに、患者の語りを聴いた受講者の感想の分析も興味深い[9]。

また社会意識論的の視点からは、日本における共感のあり方がテーマのひとつとし

て挙げられる。医療人間学の目的として、患者への共感力の向上が挙げられるが、そもそも"共感"とは何であろうか。共感のあり方は、文化・世代・性別・(就こうとする) 職種、などにより異なるのではなかろうか。この明確化が、日本独自の医療人間学の展開につながると思われる。

(2) 教育社会学の視点から

教育社会学領域の研究テーマとして、医療人間学の教育効果(満足度含む)の計測が挙げられる。医療人間学は、卒業後に重視される倫理観、幅広い教養を、在学中に習得させるという課題を担っている。よって、在学中のワンショットサーベイで終了せず、卒業後にも追跡調査を実施する必要があろう。

またその際、調査票調査、インタビュー調査を併用することが望ましい。医療人間学教育は、前述のように、知識・技能の習得にとどまらず、生きるとは何か等の奥深いテーマを追求しているので、対象者の深層心理に迫る手法を用いる必要がある。

その他の課題として、医療人間学の歴史的展開の国際比較、医療人間学における宗教の位置づけの国際比較、海外視察・留学等の人的交流などが挙げられる。

〔注〕
(1) 当時はまだ、医療人間学の存在を知らなかった。
(2) 市販の教材の利用も考えたが、テーマとの適合性が悪く、ほとんど使用しなかった。
(3) NHKスペシャル「東京女子医科大学病院−医療の現場で何が起きているか」(2003年放映)を参照の上、記述した。
(4) 調査実施日の出席者数と回収した調査票の数より算出した。講義中に行ったにしては、回収率が低い。大講堂において筆者がひとりで調査票を配布したため、全員に行き渡らなかった可能性がある。
(5) テキストは『実践 医療社会学』(北樹出版, 2007)、サブテキストは『増補改訂版 伝達の技法』(小松楠緒子著・長岡博人監修, 学文社, 2007) を使用。
(6) ひとの死を待ちたくないという理由で移植を拒否、他者の役に立つことを生きがいとして余命を生き抜いた小学男児の事例。フジテレビ「アンビリバボー」で放映された。母親による手記『ありがとう、貴嗣−わが子がくれた12年間の幸せ』(幻冬社) も刊行されている。
(7) たとえば、下記のサイト (TOSSインターネットランドホームページ) を参照されたい。
http://www.coara.or.jp/~itaikei/takasi2.htm 2008年1月17日アクセス
(8) この点では、東京工業大学の賞与制度は参考になろう。この大学では、学部授業の評価で上位に入った教員の研究室に、東工大教育賞が授与され、研究資金が贈呈される。この制度は、教育方法および教育技術の向上を図り、優れた教育を推進することを目指して創設された。なお、上記は東京工業大学クロニクルホームページを参照の上、記述した。
URL は、http://www.titech.ac.jp/publications/j/chronicle/417/417-9.html 2008年1月17日アクセス
(9) 筆者は心筋拡張症患者の事例に関する受講者の記述を分析したことがある。質的分析を行ったところ、興味深い知見を得ることができた [小松 2005]。

〔引用文献〕
赤堀侃司 2004 『授業の基礎としてのインストラクショナルデザイン』(財) 日本視聴覚教育協会
足立智孝 2007 「米国の医療者教育における文学教育」『生命倫理』18:135-142
安藤泰至 2007.7.19 「生命倫理の裾野—医学と人文学の架橋」『日本生命倫理学会ニューズレター』36:1
北里大学医学部医学原論研究部門 1992 『医学部・大学病院の新しい充実を求めて』信山社
小松楠緒子 2005 「臓器非提供の構造」『文京学院大学外国語学部文京短期大学紀要』4:275-285
武藤孝典 (編著) 2002 『人格・価値教育の新しい発展』学文社:163-248
手島恵 2006「看護倫理教育—倫理的感受性, 分析力, 実践能力をどのように養うか」『生命倫理』16:58-59

Chapter 2 新薬の製造販売後（育薬）における薬剤師の役割

1 育薬とは

新薬の治験が終わり、国に承認されるまでの過程が「創薬」と呼ばれるのに対し、製造販売後（市販後）に行われる製造販売後調査を中心とした新薬をより良く使うための調査研究、有効性・安全性（副作用）の情報収集、医療関係者からの副作用報告等、すなわち「より使いやすく、より有効性でかつ安全性のある薬に育てる」ことを「育薬」と呼んでいる（図2-1）。

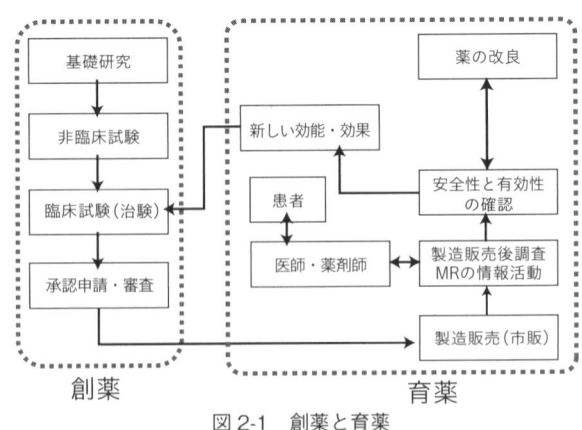

図2-1 創薬と育薬

代表的な創薬の過程である治験では、
　①被験者数が限られている。
　②複雑な疾患の患者は、被験者としては除外されている。
　③高齢者や小児は除外されている場合が多い。
　④併用薬が制限されている。
　⑤投与期間が短く、真の効果について検出できないことが多い。
等の制限があり、新薬の有効性と安全性については、承認申請に必要な最低限の情報しか得られない。

よって、市販後においてもさらに新薬の情報を収集し続けて、真の有効性と安全性を確認し続け、より適切な使い方を得ることが育薬であり、育薬において薬の専門家である薬剤師の役割は重要である。

2 我が国の新薬発売後の問題点

我が国では、国民皆保険制度のため、新薬が発売直後に製薬企業により大々的に宣伝が行われ、大量の薬が売られて使用されるという現実がある。

最近では、1997年3月に発売となった新しい作用機序の糖尿病の薬である「ノスカール（トログリタゾン）」が発売後、9ヶ月で推定15万人の患者に投与され、治験では検出できない死亡例が3例報告された。そして、1997年12月に「緊急安全性情報」（図2-2）が出され、「重篤な肝障害について」との警告が添付文書に記載された。そして、製造元である製薬企業は、肝機能検査の実施徹底により安全性は確保されると考えたものの、欧米でのノスカールの販売中止を勘案して、販売中止を決定した。

このように、治験では分からないことが、発売後に多くの患者へ使用されることで、予期していなかった安全性に関する情報が得られることがあるので、薬剤師は常に患者からと製薬企業からの情報について注目し整理して、副作用報告などの必要な行動を起こさなくてはならない。

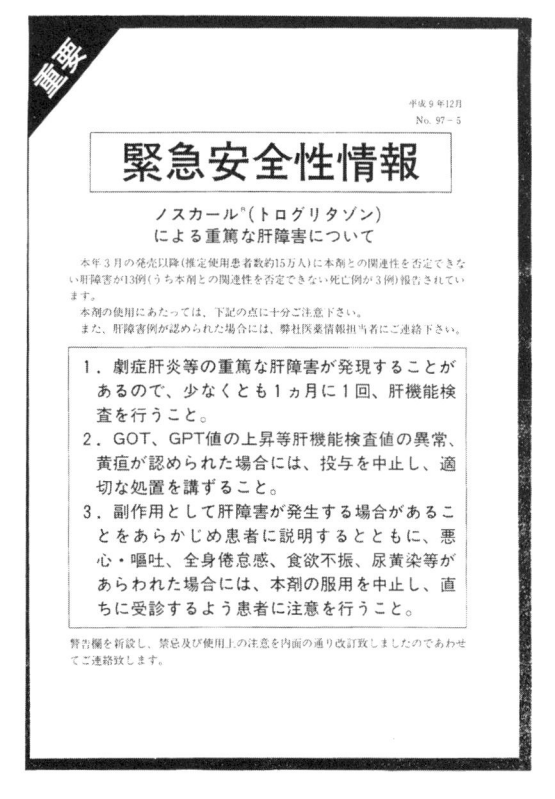

図2-2 ノスカールの緊急安全性情報

3 育薬の実際（ランソプラゾール；タケプロン®を例に）

ランソプラゾールは、武田薬品工業により、1984年に合成され、一連の開発を経て1992年に「タケプロン」の商品名で販売開始となった国産のプロトンポンプ阻害薬である。発売当初の効能・効果は「胃潰瘍、十二指腸潰瘍、吻合部潰瘍、Zollinger-Ellison症候群」と「逆流性食道炎」であった。発売時、開発時の非臨床試験（動物実験）で長期使用により高ガストリン血症とそれに続く胃粘膜のカルチノイド腫瘍が報告されていたため、投与期間に制限が設けられた。

販売開始後も、新たな効能・効果について臨床試験が続けられ、2000年に「ヘリコバクター・ピロリ菌の除菌の補助」と「再発・再燃を繰り返す逆流性食道炎の維持療法」が認められた。さらに、2006年に「非びらん性胃食道逆流症」、2010年には「低用量アスピリン投与時における胃潰瘍または十二指腸潰瘍の再発抑制」と「非ス

テロイド性抗炎症薬投与時における胃潰瘍または十二指腸潰瘍の再発抑制」が承認された。

一方、剤形についても当初のランソプラゾール30mgは、おおきめの1号カプセルであったが、2002年に口腔内崩壊錠が発売され、2004年にはカプセルも3号と小さくなり服用しやすくなった。また、2006年には注射剤が発売となり、現在にいたっている。

副作用については、タケプロンのインタビューフォームに承認時（治験）の調査と製造販売後調査の結果が記載されており、その一部を表2-1に示した。承認時では、記載のなかったいくつかの副作用が製造販売後の調査で明らかになっていることが分かる。

現在では、ランソプラゾールの光学異性体であるdexlansoprazoleが、米国では承認され、我が国でも臨床試験中である。

また、ランソプラゾールは、2005年から後発品も発売され、現在25品目が市販されている。

このように育薬では、新薬の新たな効能・効果の発見と実証や新たな副作用の収集、剤形の改良などを通じて、より安全で有効な薬として育てることであり、製薬企業のみならず、医療関係者、とりわけ薬剤師の使命のひとつである。

4 医薬関係者からの副作用報告制度
（医薬品・医療機器等安全性情報報告制度）

薬剤師は、医薬品の副作用または医療機器の不具合で危害の発生または拡大を防止する必要があると認められた場合、その旨を厚生労働大臣に報告しなくてはならない。この薬事法の規定は薬剤師のみならず、すべての医療機関の開設者、医師、歯科医師、登録販売者、獣医師、店舗販売業者や医療に携わる者に課せられた義務である（薬事法第77条の4の2第2項）。

なお、報告の対象となる情報（症例）については、医薬品または医療機器との因果関係が必ずしも明確でない場合も報告の対象となる。具体的には、表2-2に示された場合が該当し、厚生労働省医薬食品局安全対策課が窓口となる。医薬品の報告様式を図2-3に示した。この様式は保健所で入手できる。

表2-1 ランソプラゾール（タケプロン®）の副作用　承認時までと製造販売後調査での頻度の比較

◇胃潰瘍、十二指腸潰瘍、吻合物潰瘍、逆流性食道炎、Zollinger-Ellison症候群の承認時までの試験及び製造販売後調査

副作用の種類	承認時までの調査	製造販売後調査	合計	副作用の種類	承認時までの調査	製造販売後調査	合計
[皮膚・皮膚付属器障害]	13(0.69)	12(0.19)	25(0.31)	[その他の特殊感覚障害]	1(0.05)	2(0.03)	3(0.04)
日光皮膚炎	0	1(0.02)	1(0.01)	味覚低下	0	1(0.02)	1(0.01)
湿疹	0	1(0.02)	1(0.01)	苦味	1(0.05)	1(0.02)	2(0.02)
紫斑性発疹	0	1(0.02)	1(0.01)	[精神障害]	3(0.16)	2(0.03)	5(0.06)
蕁麻疹	3(0.16)	1(0.02)	4(0.05)	あくび	0	1(0.02)	1(0.01)
かゆみ	0	2(0.03)	2(0.02)	眠気	2(0.11)	0	2(0.02)
瘙痒感	3(0.16)	0	3(0.04)	不眠（症）	1(0.05)	1(0.02)	2(0.02)
発疹	5(0.26)	4(0.06)	9(0.11)	抑うつ状態	1(0.05)	0	1(0.01)
皮疹	3(0.16)	2(0.03)	5(0.06)	[消化管障害]	32(1.69)	24(0.38)	56(0.69)
薬疹	0	1(0.02)	1(0.01)	悪心	1(0.05)	1(0.02)	2(0.02)
[中枢・末梢神経系障害]	3(0.16)	5(0.08)	8(0.10)	嘔吐	0	1(0.02)	1(0.01)
振戦	0	1(0.02)	1(0.01)	口角炎	1(0.05)	0	1(0.01)
頭痛	3(0.16)	2(0.03)	5(0.06)	下痢	8(0.42)	9(0.14)	17(0.21)
舌しびれ	0	1(0.02)	1(0.01)	水様便	0	1(0.02)	1(0.01)
下肢しびれ（感）	0	1(0.02)	1(0.01)	軟便	1(0.05)	4(0.06)	5(0.06)
めまい	1(0.05)	0	1(0.01)	口渇	4(0.21)	2(0.03)	6(0.07)
[自律神経系障害]	0	1(0.02)	1(0.01)	胃膨満	1(0.05)	0	1(0.01)
黒くらみ（非記憶喪失性）	0	1(0.02)	1(0.01)	食欲不振	0	1(0.02)	1(0.01)
冷汗	0	1(0.02)	1(0.01)	吐血	1(0.05)	0	1(0.01)

武田薬品医療関係者向けホームページ　タケプロンカプセル・OD錠インタビューフォーム
(2011年5月改訂（第13版）p.83)

表2-2 医療関係者からの副作用報告対象

　医療品又は医療機器の使用による副作用、感染症又は不具合の発生（医療機器の場合は、健康被害が発生するおそれのある不具合も含む。）について、保健衛生上の危害の発生又は拡大を防止する観点から報告の必要があると判断した場合（症例）であり、具体的には以下の事項（症例）を参考にすること。なお、医療品又は医療機器との因果関係が必ずしも明確でない場合であっても報告の対象となりうる。

① 死亡
② 障害
③ 死亡につながるおそれのある症例
④ 障害につながるおそれのある症例
⑤ 治療のために病院又は診療所への入院又は入院期間の延長が必要とされる症例（③及び④に掲げる症例を除く）
⑥ ①から⑤までに掲げる症例に準じて重篤である症例
⑦ 後世代における先天性の疾病又は異常
⑧ 当該医療品又は医療機器の使用によるものと疑われる感染症による症例等の発生
⑨ 当該医療機器の不具合の発生のうち、①から⑦に掲げる症例等の発生
⑩ ①から⑧に示す症例以外で軽微ではなく、かつ、添付文書等から予測できない未知の症例等の発生
⑪ 当該医療機器の不具合の発生のうち、⑩に掲げる症例の発生のおそれのあるもの

☐	医療用医薬品
☐	一般用医薬品
☐	化粧品・医薬部外品

医薬品安全性情報報告書

☆ 記入前に裏面の「**報告に際してのご注意**」を参照してください。

健康食品等の使用によると疑われる健康被害の報告については、この様式を用いず、最寄りの保健所へご連絡下さい。

患者イニシャル	性別 男・女	副作用等発現年齢 歳	身長 cm	体重 kg	妊娠 無・有（妊娠　週）・不明

原疾患・合併症	既往歴	過去の副作用歴（無・有・不明）	その他特記すべき事項
1.	1.	医薬品名：	☐ 飲酒（　　　　　）
		副作用名：	☐ 喫煙（　　　　　）
2.	2.		☐ アレルギー（　　）
			☐ その他（　　　　）

副作用等の名称又は症状、異常所見（※）

1.　　　　　　　　　　（発現日：　年　月　日、転帰：（　）転帰日：　年　月　日
　　　　　　　　重篤性：☐重篤（　　）　☐重篤以外（　　　　　　　　　　　））

2.　　　　　　　　　　（発現日：　年　月　日、転帰：（　）転帰日：　年　月　日
　　　　　　　　重篤性：☐重篤（　　）　☐重篤以外（　　　　　　　　　　　））

※　副作用等の転帰、重篤性については、それぞれ、以下の番号を記載して下さい。

<副作用等の転帰>
- ①回復　②軽快　③未回復
- ④後遺症有り（症状　　　　　　　　　）
- ⑤死亡　⑥不明

胎児に関しては下記にチェック下さい
胎児について ─┬─ ☐ 胎児に影響有り
　　　　　　　└─ ☐ 胎児死亡

<副作用等の重篤性について>
重篤 ─┬─ ① 死亡
　　　├─ ② 障害
　　　├─ ③ 死亡につながるおそれ
　　　├─ ④ 障害につながるおそれ
　　　├─ ⑤ 治療のために入院又は入院期間の延長
　　　├─ ⑥ 上記に準じて重篤である
　　　└─ ⑦ 後世代における先天性の疾病又は異常

被疑薬（可能な限り販売名で）最も関係が疑われる被疑薬に○	製造販売業者の名称	投与経路	一日投与量（1回量×回数）	投与期間（開始日～終了日）	使用理由
				～	
				～	
				～	
				～	
				～	

その他使用医薬品（可能な限り販売名で）

副作用等の発生及び処置等の経過

　年　月　日

※　一般用医薬品による副作用については、可能な限り購入経路（対面販売又は通信販売等）に関する情報も提供願います。

影響を及ぼすと考えられる上記以外の処置・診断：無・有
　有りの場合→（☐ 放射線療法　☐ 輸血　☐ 手術　☐ 麻酔　☐ その他（　　　　　　））

再投与：無・有　有りの場合 → 再発：無・有

報告日：平成　年　月　日　　　　　　　（安全性情報受領確認書を送るのに必要ですので住所をご記入ください）
報告者：氏名：　　　　　　　　　　　施設名：
　　　　（職種：医師、歯科医師、薬剤師、看護師、その他（　　　　　　　　　　　））
　　　　住所：〒
　　　　　　　　　　　　　　　　電話：　　　　　　FAX：

○ 報告者が処方医以外の場合　→　処方医との情報共有　　　　　：有・無
○ 最も関連の疑われる被疑薬の製造販売業者への情報提供　　　：有・無
　　　　　　　（「有」の場合、情報提供した製造販売業者名：　　　　　　　　　　　　）

➤　ファックスでのご報告は、下記のところまでお願いします。両面ともお送りください。

図2-3　医薬品の報告様式

報告者意見						

検査値（副作用と関係のある検査値等）

検査日 検査項目	／ （投与前値）	／	／	／	／	／

「報告に際してのご注意」
- この報告制度は、薬事法に基づいて、医薬品による副作用及び感染症によると疑われる症例について、医薬関係者が保健衛生上の危害発生の防止等のために必要があると認めた場合に、ご報告いただくもので、医薬品との因果関係が必ずしも明確でないものであってもご報告ください。
- 各項目については、可能な限り埋めていただくことで構いません。
- 報告された情報については、原則として、厚生労働省から独立行政法人医薬品医療機器総合機構（以下「機構（PMDA）」という。）を通じて当該医薬品を供給する製造販売業者等へ情報提供します。また、機構（PMDA）又は当該製造販売業者等は、報告を行った医療機関等に対し詳細調査を実施する場合があります。
- 報告された情報について、安全対策の一環として広く情報を公表することがありますが、その場合には、施設名及び患者のプライバシー等に関する部分は除きます。
- 医薬部外品、化粧品による疑いのある健康被害についても本報告用紙によりご報告ください。
- 健康食品・無承認無許可医薬品による疑いのある健康被害については最寄りの保健所へご連絡ください。
- 記入欄が不足する場合は、別紙に記載し、報告書に添付願います。（検査値は裏面にご記入ください）
- ファックス又は郵送により報告いただく場合には、所定の報告用紙のコピーを使用されても構いません。インターネットでの入手も可能です。http://www.info.pmda.go.jp/info/houkoku.html
- また、電子的に報告いただく場合には「e-Gov 電子申請システム」を使用できます。（http://shinsei.e-gov.go.jp/menu/）
  なお、報告に際しては、事前に電子証明書が必要です。
- 医薬品の副作用等による健康被害については、副作用又は感染等被害救済制度があります。詳しくは機構（PMDA）のホームページ（http://www.pmda.go.jp/kenkouhigai.html）をご覧下さい。また、報告される副作用等がこれらの制度の対象となると思われるときには、その患者にこれらの制度を紹介願います。

5　医療機関における医薬情報（DI）活動

　病院において、1988年に入院調剤技術基本料（100点、現在の薬剤管理指導料）が導入され、その算定条件となる施設基準に、医薬品情報管理室の設置と薬剤師による医薬情報活動を行うことが明記された。

　多くの医療機関では、薬剤部（薬局）に設置された医薬品情報管理室の担当薬剤師が製薬会社の医薬情報担当者（MR）との窓口となっていて、添付文書の改訂などの製薬企業よりもたらされる情報を加工して医療機関内に伝達している。しかしながら、薬剤師による臨床現場で生じた医薬品の有効性・安全性に関する情報の収集と製薬企業や国への情報伝達については、十分に行われているとはいえない。今後の薬剤師の課題である。

6　我が国における製造販売後の体制

　製造販売後の制度としては、「再審査制度と安全性定期報告」、「再評価制度」と「副作用・感染症報告制度」がある。

1．医薬品の再審査制度

　国が行う育薬の中で重要なのは再審査制度で、新薬の承認の際に再審査対象医薬品と再審査期間を定め、製薬企業は再審査期間内に再審査に必要な新薬の情報収集を行わなくてはならない。医薬品では再審査期間は通常承認後6年であるが、最近では8年とする運用がされている。

2．医薬品の製造販売後の調査および試験の実施の基準（GPSP省令）

　治験が「医薬品の臨床試験の実施の基準（GCP省令）」に基づいて行われるのと同様に、製造販売後において再審査のため製薬企業による新薬の情報収集は、「医薬品の製造販売後の調査及び試験の実施の基準（GPSP省令）」に基づいて行われる。この省令は、「使用成績調査」、「特定使用成績調査」と「製造販売後臨床試験」について第2条で以下のように定義している。

> 使用成績調査とは、製造販売業者（製薬企業）が、診療において、医薬品を使用する患者の条件を定めることなく、副作用による疾病等の種類別の発現状況ならびに品質、有効性および安全性に関する情報の検出または確認を行う調査と定義されている。

> 特定使用成績調査とは、使用成績調査のうち、製造販売業者等が、診療において、小児、高齢者、妊産婦、腎機能障害または肝機能障害を有する患者、医薬品を長期に使用する患者その他医薬品を使用する条件が定められた患者における副作用による疾病等の種類別の発現状況ならびに品質、有効性および安全性に関する情報の検出または確認を行う調査と定義されている。
>
> 製造販売後臨床試験とは、製造販売後調査等のうち、製造販売業者等が、治験もしくは使用成績調査の成績に関する検討を行った結果得られた推定等を検証し、または診療において得られない品質、有効性および安全性に関する情報を収集するため、当該医薬品について、薬事法第14条「医薬品等の製造販売の承認」または第19条の2「外国製造医薬品等の製造販売の承認」に係る用法、用量、効能および効果にしたがって行う試験と定義されている。また、製造販売後臨床試験は、「医薬品の臨床試験の実施の基準（GCP省令）」を順守して行われる。

3. 安全性定期報告

新医薬品の承認時に厚生労働大臣が指定した日から2年間は半年ごと、3年目以降再審査期間中は1年ごとに国内における使用状況と副作用情報に、海外の副作用の発生動向（PSUR）などを盛り込んで、厚労省へ報告するよう製薬企業に義務づけられているもの。

4. 医薬品、医薬部外品、化粧品および医療機器の製造販売後安全管理の基準（GVP省令）

平成17年に改正薬事法が全面施行されたのを受け、今までの「市販後調査の実施の基準」が、前述のGPSP省令とGVP省令に分けられた。そして、「安全管理情報」が「医薬品等の品質、有効性および安全性に関する情報や医薬品等の適正な使用のための情報」として定義された。そして、安全管理情報の収集、検討、およびその結果に基づく必要な措置を製薬企業に義務づけた。

また、GVP省令で「医薬情報担当者（MR）」が「医薬品の適正な使用に資するために、医療関係者を訪問すること等により安全管理情報を収集し、提供することを主な業務として行う者」と定義された。2010年現在、全国で約6万人のMRが活躍しているが、そのうち薬剤師は約8000人しかおらず、医薬品の適正使用を啓発し維持する体制が、我が国に存在するかについては疑問の残すところである。

企業が収集しなくてはならない安全管理情報は、前述の医薬情報担当者を通じた医療関係者からの情報以外に、学会報告、文献報告などの研究報告や規制当局、海外の規制当局など多方面にわたっているが、これらにより過去の薬害の反省を生かしている。

さらに、GVP省令では、市販直後調査を定めている。この調査は、新薬が販売を

開始してから6ヶ月間において診療での新薬の適正使用を促し、合わせて副作用情報の収集を行うことで、市販直後の治験では予測できなかった副作用にも対応できる仕組みを定めている。

5. 医薬品の再評価制度

再評価制度は、現在の医学・薬学の学問的水準に照らして、医薬品の品質、有効性と安全性を見直す制度である。

再評価については、5年ごとに有効性・安全性について見直しを行う「定期的再評価」と①緊急な問題発生時、②薬効群全体に問題が発生したとき、臨床評価ガイドラインなどにより有効性・安全性の見直しが示唆されたときに行う「臨時の再評価」がある。また、内用固形製剤については、溶出試験を中心に製剤の品質を一定水準に保つために行われる「品質再評価」がある。これらの評価は、薬事・食品衛生審議会にて、審議される。

6. 副作用・感染症報告制度

この制度の一部については、先の「医薬関係者からの副作用報告制度（医薬品・医療機器等安全性情報報告制度）」の項で記したが、この制度はそれ以外に「企業報告制度」、「感染症定期報告制度（生物由来製品）」と「WHO国際医薬品モニタリング制度」からなる。

「企業報告制度」は、薬事法により製薬企業に課せられた義務で、これを怠ると行政処分を受けるものである。「感染症定期報告制度（生物由来製品）」は、人や動物に由来する原料で製造される生物由来製品について特別に行われるものである。「WHO国際医薬品モニタリング制度」は、国際的な副作用情報の情報交換を行う制度であり、我が国は1972年から参加している。図2-4に副作用報告制度の概略を示した。

7. 医薬品副作用被害救済制度

病院・診療所で処方された医薬品と薬局で購入した医薬品を対象に、適正に使用したにも拘らず副作用により入院、または入院を必要とする程度の健康被害を受けた場合に、医療費等を給付する制度である。この制度を利用するには、副作用による健康被害を受けた本人または遺族が投薬証明書と診断書を添付した請求書を独立行政法人医薬品医療機器総合機構へ提出しなくてはならず、薬剤師の協力が不可欠である。

以上、医薬品は、承認申請までの治験だけでなく、製造販売後においても有効性・安全性が図2-5に示すように常に確認され、人類の遺産として育てていることが分かる。この育薬の過程において、薬の専門家である薬剤師は重要な役割があり、常に育薬を行っているという自覚に基づく行動が求められる。

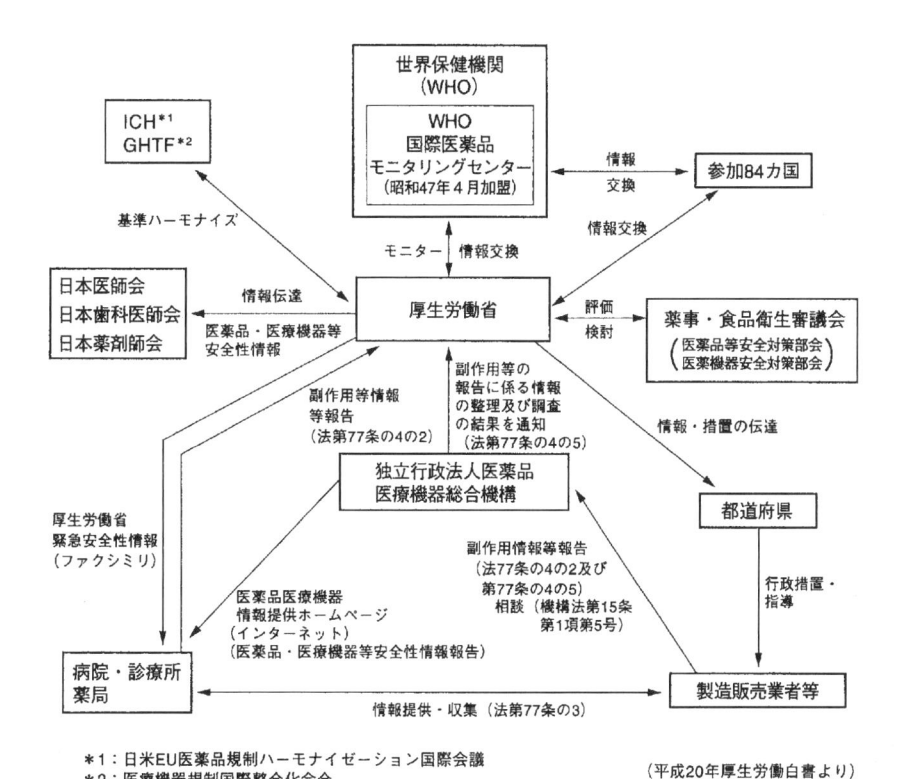

2 新薬の製造販売後（育薬）における薬剤師の役割　29

図 2-4　副作用報告制度の概略

＊1：日米EU医薬品規制ハーモナイゼーション国際会議
＊2：医療機器規制国際整合化会合

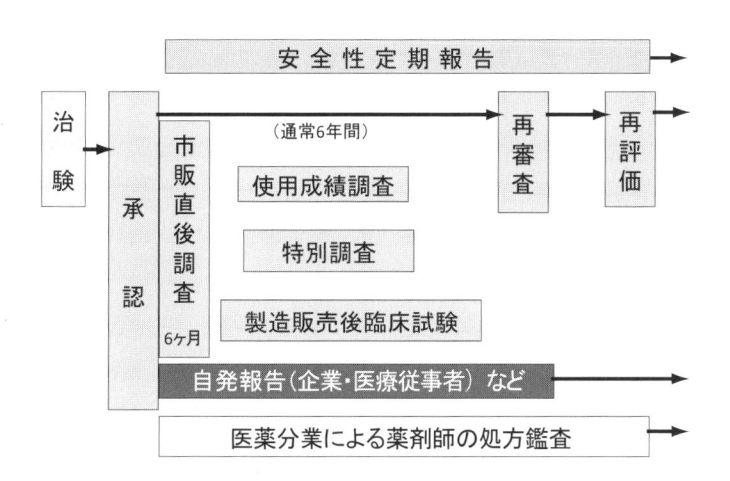

（平成20年厚生労働白書より）

図 2-5　現在の安全性監視体制

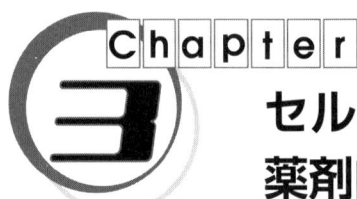

Chapter 3 セルフメディケーションにおける薬剤師の役割

1 セルフメディケーションの背景

1. 衣食住から医・衣・食・住へ

　生活の基本は何かといえば、昔は「衣・食・住」と答えた。日本は敗戦の廃墟の中から、全国民が衣食住を求めて努力し、世界でも有数の経済大国に成長した。生活が豊かになり、心にゆとりができれば、理想的な社会が築かれると人々は期待したが、現実は甘くは無い。

　生活のメドがついたものの、高度成長が止まり経済が停滞すると、新たな不安が生じてくる。不安や恐怖はいろいろあるが、生命への脅威が底辺にある。最大なものは災害で、自然災害と人為災害があり、前者の代表が地震、風水害、後者は戦争を頂点とする犯罪である。災害は築きあげた資産を破壊し、大きな物理的、心理的損失を与える。災害を防ぐには人間の英知と連帯が必要であることを歴史は教えている。

　人間を襲うもうひとつ大きい恐怖が疾病である。疾病は死へつながるからである。「病」は古今東西、人々を苦しめてきた。苦しみを逃れるため人間は様々な模索と努力を続け、それは祈禱や宗教にもつながった。やがて病の原因を探り、それを排除する智恵を得たが、「くすり」はその代表である。20世紀になると科学技術の驚異的発展によって医療は大きく進歩し、多くの「病」を治療し克服するまでになった。それならば現代人は「病」の恐怖から免れたのだろうか。病原微生物に対する抗生物質製剤や血圧や身体の代謝機能を調整する医薬品の登場によって感染症や代謝性疾患による死亡率は低下し、平均寿命は確かに延びた。しかし、疾病に対する死亡率の低下や寿命の延長は必ずしも不安や恐怖の解消につながってはいない。急性期疾患による死を免れても、老化による身体の機能低下が実感されるし、生活習慣病と呼ばれる慢性疾患によって健康が脅かされる。身体的な面ばかりでなく、高齢者介護のため、勤めを止めざるを得ない人や救急や産科医師の不足による不安、さらにそれに要する家庭、地域自治体、国の財政負担が深刻な問題となっている。

　このように考えると現代人が一番心配することは健康といってよい。衣食住が生活の必要条件であることは否定しないが、それらが確保された段階で人々が欲するのは健康を保障してくれる施策であり、安心して暮らせる社会の要件なのである。これは日本に限らず、開発途上国も含め世界共通の願いで、現代では衣食住に優先するとい

ってよい。施策を代表するのが医療であることから生活の基本は医・衣・食・住と考えよう（図3-1）。

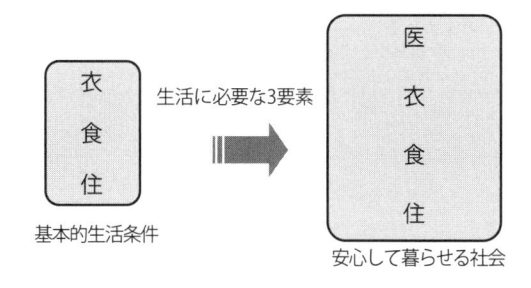

2. 国民皆保険制度とセルフメディケーション

　安心して生活できる社会を構築するのは各国にとって重要な課題である。20世紀の近代国家は法制度によってこれを保障しようと努めてきた。日本は戦後、将来の理想を高く掲げて新しい憲法を制定したが、第25条に国民は健康で文化的な最低限度の生活の権利を有するとし、さらに同2項に国は社会福祉、社会保障及び公衆衛生の向上及び増進に努めなければならないと明記している。これが、年金・医療・福祉（介護）の社会保障政策の根幹となり、1961（昭和36）年国民皆保険制度が成立した（図3-2）。世界に類がなく奇跡とさえいわれる医療保険制度が定着した背景にはいくつかの幸運に恵まれたといわれる。

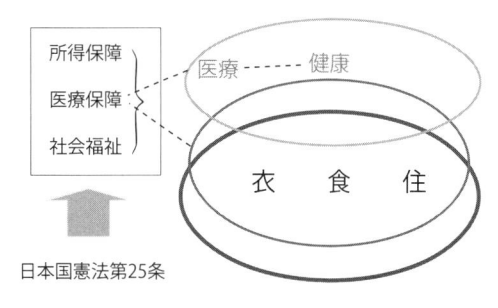

図3-1　日常の健康の基本

図3-2　憲法と社会保障政策の関係

すべて国民は、健康で文化的な最低限度の生活を営む権利を有する。
国は、すべての生活部面について、社会福祉、社会保障及び公衆衛生の向上及び増進に努めなければならない。

（1）　戦争による犠牲者が多く、受益者となる高齢者の絶対数が少なかった。
（2）　急速かつ持続的な経済成長により、企業、労働者の収益や給料が伸び、税金や保険料の負担を吸収できた。
（3）　国民に自助努力の精神と風土が残っていた。

　一般的には（1）、（2）が定着しているが、（3）の重要性を軽視してはならない。病気になったら大変だ。少しでも健康に注意しよう。家族も3世代が一緒に暮らしていた時代では、小さな子供が熱を出してもすぐ医者に駆けつけないで、水枕をあてて様子を見ることが普通だった。おばあさんの過去の子育ての経験が継承され機能していた。下痢が続いても、熱がなければ「梅干入りの番茶」を飲ませる。殺菌した湯で下痢によって喪失した水分を補い、合わせて梅干の塩分が電解質の補充となり、番茶のタンニン成分が腸の収斂作用にもなるという生活の知恵が見事に凝縮して活用されていた。国民が健康に気をつけ、小さいけがや病を早めに治す、そしていざとなったら安心して保険医療を受ける。国民と政府（国）の役割分担が円滑に行われたことが国民皆保険を定着させた。その功績は大きい。

3. 社会保障の財政危機と対応

社会保障政策の3本柱である年金、医療、福祉は人口構成の少子高齢化とバブル崩壊以後の経済成長の停滞が重なって深刻な財政的危機に直面する。社会保障関連の予算は一般会計の25%を占め、毎年1兆円の自然増である。老人の社会的入院が多いことによる医療費を是正するため2000年に介護保険制度が創設された。高齢者の増加により老人医療費が急増し、老人保健制度の維持が困難となり、2006年新たに後期高齢者医療制度を制定し、2008年より施行した。超高齢少子社会における社会保障の財源を確保することは大きな政治課題であり、対応を誤れば崩壊を招きかねない（図3-3）。

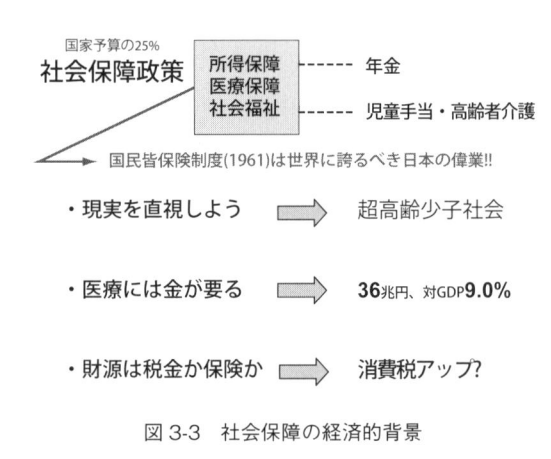

医療の内容の変化にも注目しなければならない。戦後の初期、感染症を主とした急性期疾患から、現在は生活習慣に基づく慢性疾患が主となった。がんなどの高度医療に要する経費も高い。これらの現代病は生活改善による予防や症状の緩和によって対応できる余地があると指摘されている。高騰する医療費に対し、制限や負担を論議する前に医療資源の効率化を図ることを優先すべきであり、セルフメディケーションはそのかぎを握っているといってよい。

図3-3 社会保障の経済的背景

2 セルフメディケーションの定義と実践

1. セルフメディケーションの定義

セルフメディケーションという言葉を正確に表現する日本語はない。セルフとは自分、自己という意味であり、メディケーションは治療という意味の医学用語である。訳せば「自己治療」となるが、意図することは語感の印象と少し異なる。WHO（2000年）は「自分自身の健康に責任を持ち、軽度の身体の不調は自分で手当てする」と定義しているが、具体的な実践になると職能や団体によって目的や範囲が微妙に違っている。医療は病者には必要であ

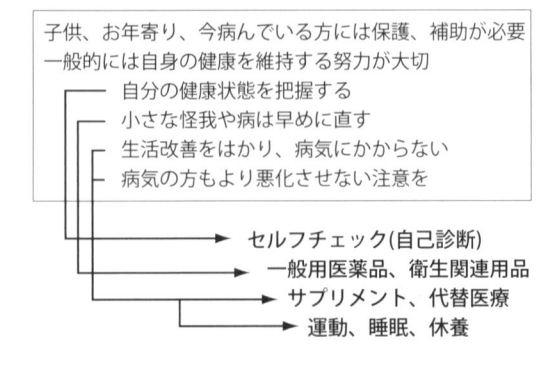

図3-4 医療と健康の自己管理

るが、それ以前の健康の自己管理が重要なことはいうまでもない（図3-4）。

自分で手当てするためには道具や医療材料を使用することになるが、医療用医薬品は医師の指示（処方せん）が必要であるから使用するのは一般用医薬品（OTC医薬品）に限られる。医薬部外品やサプリメントなどを活用することもある。不調を把握するために自覚以外に体温計や血圧計を使う―セルフチェックという（図3-5）―ことは問題ないが、高度な医療器具を操作することは難しい。

このようにセルフチェックとOTC医薬品等を使って手当てすることを狭義のセルフメディケーションの範囲とする。一方、古来から伝統的に受け継がれてきた療法がある。日本においては、歴史的に漢方や和方と称される東洋医学関連のものが普及している。最近、世界各地の伝統医学が紹介され、効用、評価について様々な議論が行われている。自分自身の健康維持に重点を置くと、治療より予防が優先するので日常生活を健全化して、食事と運動を基本に考えようとする。正しい睡眠や休養の必要性を強調し生活改善をという主張は健康増進法の趣旨とも一致する。このように拡張した範囲を広義のセルフメディケーションと呼んでいる（図3-6）。

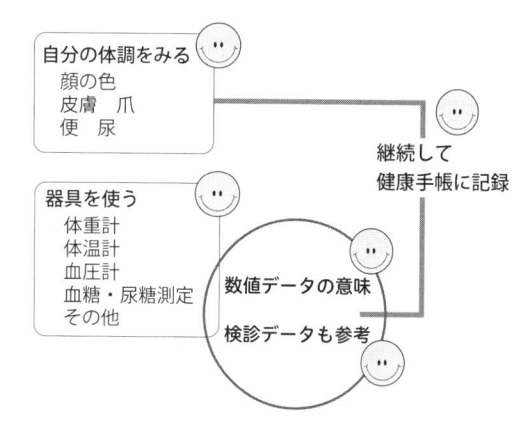

図3-5 セルフチェック

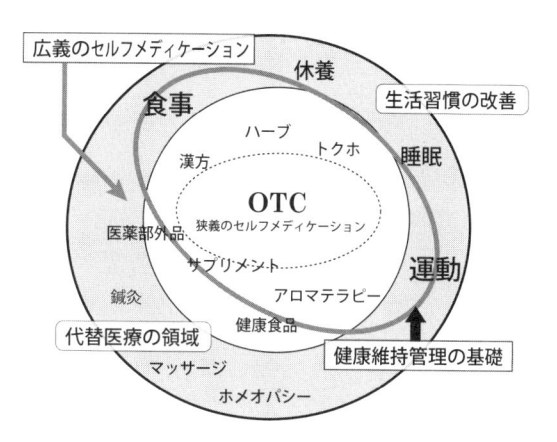

図3-6 セルフメディケーションの範囲

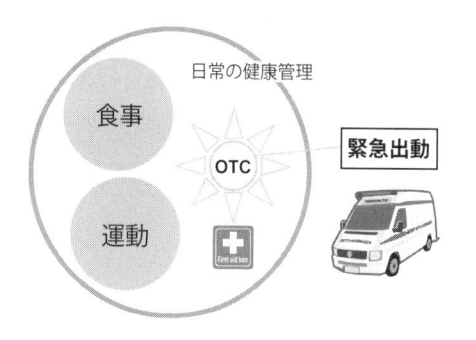

図3-7 セルフメディケーションの基本

重要なことはセルフメディケーションの主体は国民ひとりひとりであって、行政でも業界でも医療関連団体でもない。国民がセルフメディケーションをどのようにとらえているかについて正確な調査がないが、かなり個人によって相違があると推測される。健康維持には食事と運動が基本という認識は共通していて、それでも身体の不調を自覚した場合とるべき行動を準備するのがセルフメディケーションである。OTC

医薬品の出番は緊急出動と考えた方が適切である（図 3-7）。

2. セルフメディケーションの効用

　セルフメディケーションの定義を理解し、実践が必要と認識しても、本人が積極的に参加するには明確な動機づけを与えなければならない。日本の皆保険制度は病気と診断されれば、自己負担金を払えば、原則として医療費の負担がない。逆に、身体に異常がなく健康を維持しても、保険金の償還や報奨があるわけではない。セルフメディケーションの推進が滞る原因のひとつが保険制度にあると指摘があるのは事実である。しかし、保険制度が財政危機に直面しているからセルフメディケーションによって回避しようというのは説得力に乏しい。セルフメディケーションの効用を段階的に追うと次のようになる。

　(1)　実施する人へのメリット　　本人へ健康の維持というかけがえのない贈物、未病、療養中の人へも進行・悪化の阻止
　(2)　医療・介護施設へのメリット　　医療専門職を軽医療から解放し、重点施療に配置転換することによる医療の効率化実現
　(3)　国・地方自治体へのメリット（負担者は国民、自治体住民）　　財政負担の軽減によって、税金、保険料負担を据置きまたは減額可能

3. 実践へのステップ──状況の認識

　セルフメディケーションを推進するには国民が参加する環境を整えることが必要である。

　国民の考えは年齢、職業、家庭環境などによって様々で、各個人の医療や健康に関しての専門知識に差があるのは止むを得ない。また、年齢や育った環境によって経験の差がある。一昔前は大家族で暮らし、祖父母が実体験を伝授することができたし、隣近所が共同体として生活の智恵を共有していた。農耕文化から産業革命を経て社会変革が進み、大家族は消滅し核家族化が起きた。さらに IT に象徴される情報通信の発展は一律の情報を一方的に発信する構成となり、対象範囲は地域から国境を越え、世界全体に及ぶ規模に発展した。個人が必要とする情報と実践を支援する基盤が崩壊したのに、それに替わる体制が整備されていない。

　体制の整備には、国民がまずその必要性を自覚することが前提で、現況はそれにいたっていない。医療保険の財政が危機に直面しているとか、医師不足により救急医療の維持が困難であるとか危険回避を訴えて国民を啓発する姑息な手法では限界がある。なぜなら、多くの国民は健康状態にあり、高齢化、罹病を想定する現実感に乏しく、自分がセルフメディケーションを実践するインセンティブにはならない。行政（国、自治体）と国民が目的意識を共有し、学校、市民教育として徹底した取り組みが必要である。

4. 地域を基盤とする体制の整備

　日本は南北に長い島国で、季節変動が大きい。また、都市部と過疎地域、山岳地帯、沿岸地帯特に離島などの条件が医療、介護システムに著しい影響を及ぼす。セルフメディケーションの理念を共有しても、全国一律の施策で成功は望めない。

　実践の単位としては市町村が望ましいが、参加する住民は年齢や職種によって、考えや生活行動が違うので一律の方式は適切でない。少なくとも住民の意思を踏まえた市町村単位の基盤整備を構築することである。現在は、医療保険制度も職域保険と地域保険に分かれ、介護・福祉は別系統となっていて、住民の健康維持、増進を求める意欲を一括して進めにくい状況にある。将来は統合することを視野に入れ、地域の状況に配慮した参加しやすい環境を作る努力が必要である。費用対効果を検証しながら方式の選択や改良は行政に任せず住民参加の任意団体が行うのが良い。

　環境とは設備や道具などの準備も含まれるが、それにもまして求められるのはセルフメディケーションを実践する人々を支援する人材の養成と組織である。対象は健康な人が多いし、未病という患者予備軍の人に対しても医師が直接あたることはない。医師不足が指摘されている日本において、医師は医療に専念するのが得策なことは明らかである。したがって、医師以外の医療関係者、特に保健師、薬剤師の活用は不可欠であり、広義のセルフメディケーションでは食の管理として栄養士、運動の指導を行う健康運動指導士などの専門職に期待するところが大きい。伝統医療の指導を標榜する方にも積極的に協力を求めたいが、セルフメディケーションの概念を正しく把握していることが条件である。

③ 支援する人材育成と薬剤師の役割

1. 支援する人材の育成

　一般の生活者が医学、医療に対して関心が高いからといって、医療や医薬品に関する知識・技術のレベルが高いとはいえない。中途半端な判断で、セルフメディケーションを行うことは、重大な徴候を見落とし、間違った医薬品の使用によって、重症化を招く危険があるとの批判がある。誤解や危険を回避するためにもセルフメディケーションを実践する人を支援する人材の育成が急務である。核家族化によって失われた経験

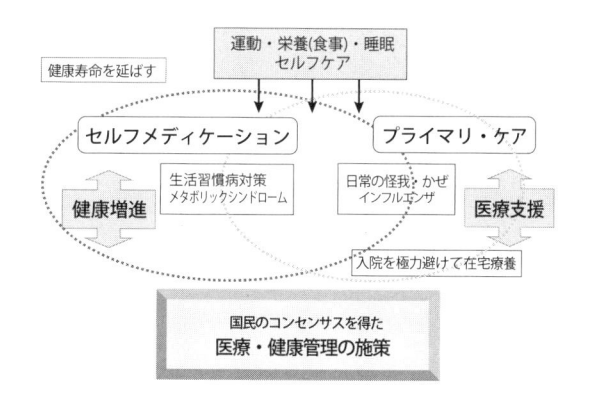

図 3-8　セルフメディケーションとプライマリ・ケアの関係

と智恵を伝える機能を復活させたい。医療は病院内ではチーム医療、地域では病院と診療所の連携等医療関係の職種が協力して行う動きがある。未病を含めた健康に異常を認めた人をかかりつけ医が各専門職種と連携して治療や相談に応じるプライマリ・ケアが各地で進められている。セルフメディケーションと一致する点が多い(図3-8)。セルフメディケーションは対象として健康な一般生活者を含み、範囲を食、運動という生活改善領域へ拡大するが、主体を実践する人に置き、各種専門職が支援する概念は同じである。患者、生活者、実践する人を消費者と読み替えれば、消費者主体に行政を転換しようという政策と完全に呼応することになる。

2. 薬剤師の該当性と役割

　人材の候補として薬剤師は注目され、期待が大きい。理由はいくつか挙げられるが、医療法に医療の担い手として明記されていることと、薬事法に薬局と店舗販売業が一般用医薬品の販売を独占していることが法制度的裏付けになっている。生活者が居住する近くで、病院や診療所のような医療施設以外に健康問題を相談する場所として薬局、ドラッグストアは優位に立つ。現在地域の保健事業は保健所を中心に、保健師が主となっているが、健康増進法に基づく特定健康診査、特定保健指導の実施が円滑に軌道にのるためには生活指導とともに医薬品や関連商品の知識を有する薬剤師の参加が必要である。薬局、ドラッグストアは住民が気軽に相談できる健康交番の役割が求められている。

　在宅患者訪問薬剤管理（健康保険法）、居宅療養管理（介護保険法）によって薬剤師が住民の家庭を訪問する活動はすでに公認され、今後進展するであろうが、店舗を有する薬剤師には限界がある。薬剤師の医薬品に関する知識、情報、衛生に関する科学的判断は6年に及ぶ薬学教育によって培われたもので他の職種を圧倒する。薬剤師は一緒に活動する保健師、看護師、栄養士、健康運動指導士に正確で最新の現場で役立つ情報を常に提供することが義務である。

4 セルフメディケーション支援に必要な教育と訓練

1. 薬学教育の変遷

　明治以降、薬学教育は一貫して基礎科学と応用科学を根幹としてきた。医薬分業がなされないまま、薬物療法の主導は医師が担い、調剤が薬剤師の主業務となったのは前世紀末である。1998年、第三次医療法改正によって薬剤師の医療への参加が明示されたが、職能教育の遅れは明白であった。

　2004年学校教育法と薬剤師法の改正によって薬学教育は6年制となった。医療に貢献するために必要な知識・技能の習得と実務実習を通じての実践教育へと転換したのである。一方、この間の医療自体の変化を無視できない。医療は医師を中心として傷

害や疾病を患う病人を対象としてきたが、健康人や未病という疾病予備集団への健康維持管理の問題が浮上してきた。病院、診療所を受診する前に相談する場所として薬局、ドラッグストア、相談に応じる薬剤師に社会は健康維持管理、すなわちセルフメディケーションの推進への寄与を期待した。

2. 薬剤師職能のコペルニクス的転換[1]

　生活者が身近に起こる健康に関するイベントについて、最初に相談する場所と人を想定してみる。イベントは身体に生じる異変が原因であるから、身体の生理機能と主な病態とその対応について知識を必要とする。対応の中で薬物療法の比率は依然として高い。医薬品の開発、承認、製造、販売に関し法制度も含め熟知しているのは薬剤師である。生活者は、薬かサプリメントか食事に含まれる成分かを区別して聞くわけではないから、説明する薬剤師は医薬品に限らず周辺領域についても知っていなければならない。会話や表情から質問の意図、背景を的確に把握し、広告媒体も含めた多種類の情報を選別し、質問者が納得し実践するように導くためには問題解決型に思考方法を変えないといけない。

　従来、薬剤師職能とされてきた調剤、医薬品管理という作業は、医療の中で医薬品という物が対象で、薬についての説明も医師の処方意図や安全な使い方に重点を置いてきた。薬剤師は一連の医療行為の後半に位置づけられていたが、健康管理の流れにおいては、対象を物から人へ移し、一転して入り口を分担することになる。これは薬剤師職能をコペルニクス的転換させることになる。

　がん治療や特殊薬剤の科学的使用等に薬剤師の専門性を活用する動きを否定するものではないが、医療・介護・福祉を包括する健康政策が最大の国民関心事である現況において薬剤師は総合職能としてセルフメディケーション支援の先頭に立ってこそ社会の期待に応える役割を果たす。

〔引用文献〕
1) 村田正弘　2006「薬剤師職能のコペルニクス的転換—医療支援から健康維持管理へ」日本薬剤学会『薬剤学』66：121-124

セルフメディケーションに関しては、以下のホームページを参照されたい。
http://www.self-medication.ne.jp（セルフメディケーション推進協議会）

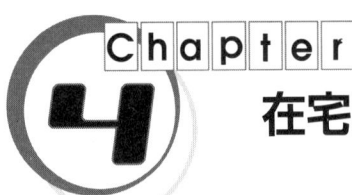

Chapter 4 在宅療養での薬剤師の役割

　皆さんは在宅医療という言葉を聞いてどのように受け止めるのだろうか。

　文字通り受け止めれば、病院外で行う医療行為すべてが在宅医療と言える。たとえば病院や開業医で処方して貰った医薬品（院外調剤を含む）を自宅で服用する事、自己注射を利用し社会生活を行うなど入院以外の医療行為が在宅医療と言う事ができる。

　一方狭義的には、通院困難な患者が生活する自宅や介護施設などに、医療提供者が訪問し医療継続を行う事を意味しており、通常はこちらを在宅医療ととらえる事が多い。

　つまり広義在宅医療では入院以外のセルフケア的在宅医療であり薬剤師が薬局内で服薬指導を通じて行って来た業務となるが、狭義的にはセルフケア的だけでは完結できない在宅医療を、医療提供者が積極的にサポートして行くことであり、薬局薬剤師にとって未知の世界だという事になる。

　我が国には古くから往診というシステムが存在し、開業医の往診を頼む事が通例とされていた。それが、数十年前には大病院での入院治療への願望が高くなり風邪をひいても大学病院と比喩される時代がしばらく続いていた。

　近年、国の高齢者に対する医療費増大を抑制する為の政策として療養型病床群の削減・在宅療養支援プランの実施・在宅での看取り推進が打ち出され、在宅医療が推進された。その対策の是非はともかく、平成12年4月に介護保険がスタートして以降、医療機関・訪問看護ステーションによる在宅での療養管理が機能し、さらに訪問介護や在宅支援センターなどのネットワークが構築され相当の成果を上げていると言える。しかし残念ながらその中に薬剤師の姿を見出す事は稀である。

　本章では在宅医療現場で働く薬剤師の目を通して、現場での薬剤師に対するニーズを取り上げ、今後の展望について考察をして行きたい。

1 在宅療養の制定

　薬局薬剤師による在宅療養管理指導料は平成6年10月1日の調剤報酬改定時に新設された。

　その改正の趣旨は、「疾病、負傷に伴い発生する経済的な不安の解消という公的医療保険制度の基本的な役割を維持しつつ、ニーズに対応した医療サービスの多様化や質の向上を図ることにより、良質かつ適切な医療の効率的かつ安定的な提供を図るこ

とを目的として、新看護体系の創設と付添看護の解消、在宅医療の推進及び食事の質の向上を図ろうとするものであること」であり、具体的に以下の事を主眼として行われた。

①医療保険制度の改正により、訪問看護ステーションからの訪問看護が老人医療の受給対象者以外にも拡大される事。
②在宅医療が法律上明確に位置付けられること等に併せて、薬剤師による訪問薬剤管理指導、在宅患者に対する管理栄養士による訪問栄養食事指導等を新たに評価することとする事。
③精神障害者の社会復帰を促進するため、グループホームや精神障害者社会復帰施設に対する支援、精神障害者の自立訓練等に関する評価を充実するものである事。
④歯科においては、在宅患者等に対する訪問診療を促進するため、歯科の在宅医療についての評価の見直し、特掲技術料の加算の新設などを行うものである事。

である[1]。

居宅療養管理指導は平成12年4月1日介護保険のスタートに算定可能となった。これは、介護保険法に高齢者に対する医療給付を介護保険に組み込む事で、医療給付を軽減させる意味合いが強かった。

その算定基準を抜粋して下記に示す。

6　居宅療養管理指導費
(2)　薬剤師が行う居宅療養管理指導について
①　薬局薬剤師が行う居宅療養管理指導については、医師又は歯科医師が交付した処方せんによる指示に基づき、また、医療機関の薬剤師が行う場合にあっては、医師又は歯科医師の指示に基づき、利用者の居宅を訪問して、薬歴管理、服用指導、薬剤服用状況及び薬剤保管状況の確認等の薬学的管理指導を行い、提供した居宅療養管理指導の内容について、速やかに記録を作成するとともに、医師又は歯科医師に報告することとする。
なお、請求明細書の摘要欄に訪問日を記載することとする[2,3]。

在宅療養に関しては病院から自宅への精神に基づきよりよい医療を提供する為に、今後増大する高齢者医療費を介護保険で賄う為に設立されたと言い換える事ができる。

在宅医療・居宅医療どちらも業務本体は調剤室内で実施している調剤業務や服薬指導と変わりないが、訪問計画に従い医師または歯科医師に報告書を提出するなど現在のレセプトコンピューターでは対応できない（なじんでいない）業務があり、多くの薬剤師になじまないと言われており薬局が積極的に参加しない理由だと考える。

また、日本特有の急激な高齢化も在宅療養が進展しない理由だと考えられる。欧米では在宅医療が第三の医療として、高齢化社会で最も重要な位置を占める医療形態であるとして徐々に発展して来た。日本では急速な高齢化を迎え、欧米各国のように時間をかけて在宅医療や介護保険を発達させる事ができず、その導入と実施が急速に行

われて来た。しかし、現在地域医療を支えている薬局スタッフにも高齢化の波は押し寄せており、急な状況変化に対応する事が困難であり、実質的にチーム医療の展開が困難であり、在宅医療を支える力とはなっていない事も大きな理由だと考える。

しかしながら、ヨーロッパと同様に在宅医療は高齢化社会では避けられない福祉医療行政の流れであり、今後でき得る限り積極的に取り組むべきである。

病院薬剤師が入院患者に重点をシフトさせている事からも、外来患者を含め地域社会の薬局薬剤師は処方せん調剤だけでなく、保険・福祉・介護の分野までを担当する事が期待され、かかりつけ薬局・街かど相談薬局運動なども含め、薬局薬剤師の需要はさらに増し期待されていると考える。

2 現在の医療動向

厚生労働省の社会保障費、特に医療費の増加抑制の政策が功をなし、図4-1に示す様に厚生労働省患者調査結果でも、入院は平成2年・外来は平成8年をピークに増加が抑制されている。

年齢階級別に見た推計患者数の年次推移を図4-2に示した。図を見てみると残念ながら、65歳以上（特に75歳以上）で増加を止める事はできていない。65歳以下では極端に受療行動が抑制されているが、社会保険の患者負担率が1割から3割に増えた事に起因する所が大きいと考えられる。また、14歳以下においては小児に対する助成が開始された平成14年より推計患者数が若干増加している。つまり、現状は65歳未満の患者数の減少分を高齢者の患者数で埋めてしまっている事になる。

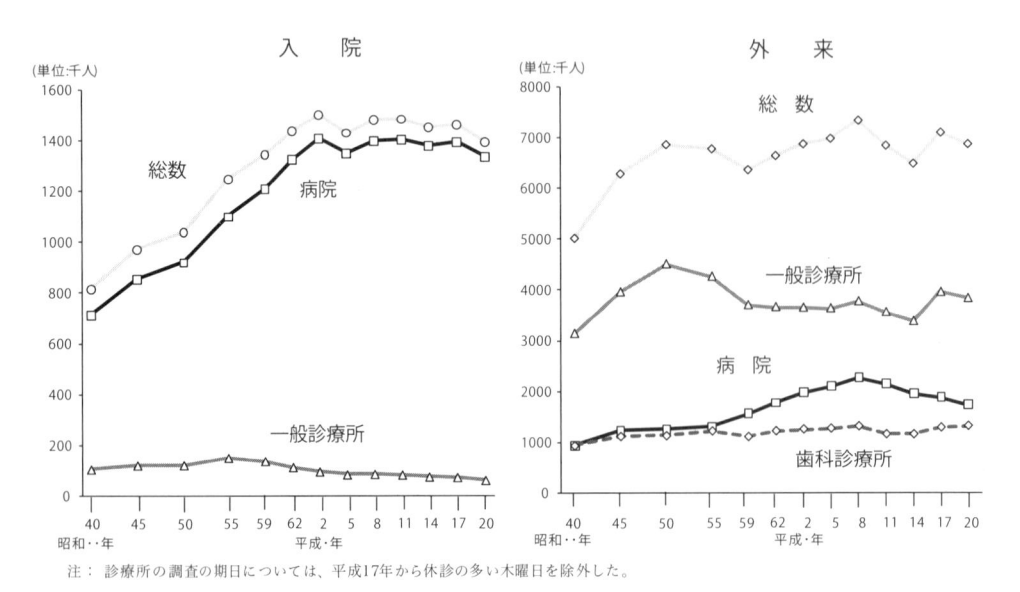

図4-1 施設の種類別にみた推計患者数の年次推移（厚生労働省平成20年患者調査）

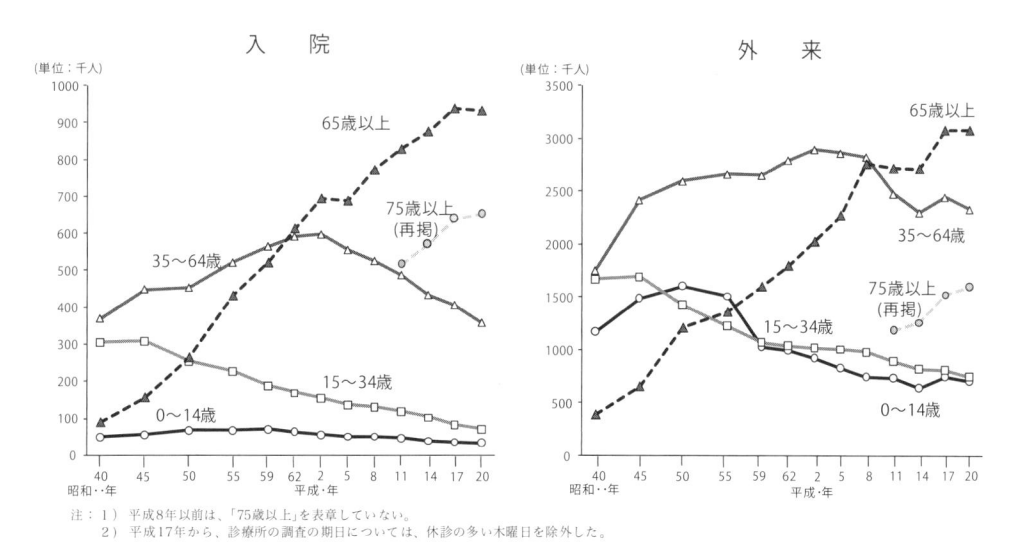

図 4-2　年齢階級別にみた推計患者数の年次推移（厚生労働省平成20年患者調査）

　では、退院調整はどうだろうか？　平成14年の診療報酬改定において急性期入院加算が在院日数17日以内という要件が設けられている。図4-3に示すように平成2年のピークに45日間だった在院日数が35日間へと約10日間も短縮されている。年齢階級別に見た場合、図4-4に示すように平均在院日数においては高齢者の短縮（ピークに比し約30日）が顕著であり、社会的入院の防止を含めて病院から介護施設を含み在宅への移行が確実に進んでいるものと判断される。

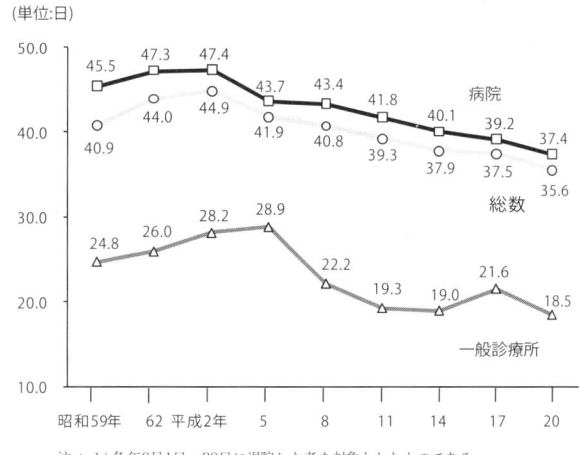

図 4-3　施設の種類別にみた退院患者の平均在院日数の年次推移
（厚生労働省平成20年患者調査）

　実際、医療機関において平成11年ころから退院調整看護師という職種が生まれ、ケースワーカーと共に退院支援を行い在宅療養に向けての地域医療との連携を図り、在院日数の短縮化に取り組んでいる[5)6)7)]。

　これらの事からも医療の現場においては在宅療養へのシフトが確実に進んでいる事がうかがえる。

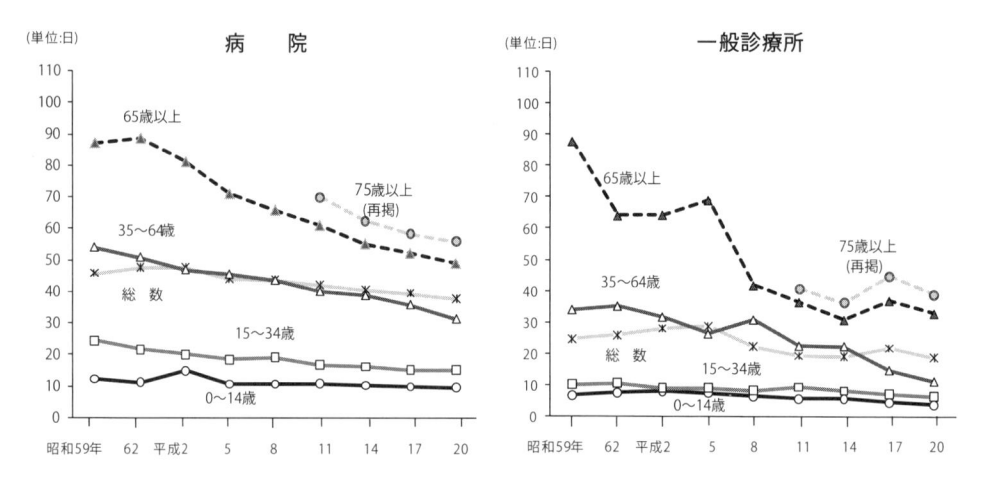

注：1）各年9月1日～30日に退院した者を対象としたものである。
　　2）平成8年以前は、「75歳以上」を表章していない。
　　3）診療所の調査の期日については、平成17年から休診の多い木曜日を除外した。

図4-4　年齢階級別にみた退院患者の平均在院日数の年次推移（厚生労働省平成20年患者調査）

では、在宅医療を支える介護保険の分野においてはどうだろうか？　次項で介護保険における在宅療養管理の推移を見てみたい。

3 居宅療養管理指導の推移

病院施設以外での療養に関しては、医療保険と介護保険対応がある。細かくは医療保険対応を在宅療養と呼び介護保険対応を居宅療養と呼ぶ。65歳以上に関しては介護保険優先となり、自宅や介護施設での療養のほとんどが居宅療養となる。よって、ここでは居宅療養の中心を担っている居宅療養管理指導を中心に話を進めて行きたい。

平成12年4月に介護保険制度が始まり介護保険受給者数・介護保険給付費は毎年増加の一途をたどっている。平成18年の医療法改正により在宅療養支援診療所加算（医療法）が新設されると多くの医療機関（開業医）が届出を行い、平成22年9月現在1万1538件の医療機関が在宅療養支援診療所として登録されており[8]、日本医師会総合政策研究機構の調査では在宅療養支援診療所として届出を行った医療機関の9割で算定が行われており、大半の支援診療所において在宅医療を維持していきたいとの意向であったとの結果が公表されている[9]。

一方、薬局においても東京都の統計だが3234件（5801件中）の薬局が居宅療養可能薬局として名乗りを上げている。

介護保険給付費実態調査[10]によると介護受給者数は表4-1に示すように累計受給者数で平成20年・21年の比較で総数は介護予防サービス・介護サービスとも約4ポイント増加しているが、介護予防居宅療養管理指導は8ポイント・介護居宅療養管理

表4-1 介護保険受給者数推移 (単位：千人)

		年間累計受給者数				年間実受給者数			
		平成21年度	平成20年度	対前年比増減数	増加率	平成21年度	平成20年度	対前年比増減数	増加率
サービス介護予防	総数	9973.1	9584.6	388.5	104%	1126.9	1099.7	27.2	102%
	介護予防居宅療養管理指導	243.3	226.3	17.1	108%	36.7	34.7	2.0	106%
サービス介護	総数	37229.6	35767.7	1461.9	104%	3790.7	3670.3	120.4	103%
	介護居宅療養管理指導	3330.6	2999.1	331.5	111%	438.1	400.5	37.6	109%
合計	総数	47202.7	45352.3	1850.4	104%	4917.6	4770.0	147.6	103%
	介護居宅療養管理指導	3573.9	3225.4	348.6	111%	474.8	435.2	39.6	109%

(厚生労働省平成21年度 介護給付費実態調査)

指導は11ポイントも伸びている。介護費においても表4-2に示すように、合計では5ポイント程度の増加となっているのに対して居宅療養管理指導給付費は15ポイントと3倍程度の急激な伸びを示している。

表4-2 介護費の動向 (単位：億円)

	平成22年4月単月（同月比）	平成21年	平成20年	平成19年
介護保険給付費合計	6,411	75,620	70,494	67,594
増加率	5.88	7.27	4.29	—
居宅療養管理指導給付額	34	376	334	287
増加率	15.19	12.57	16.38	—

(国民健康保険連合会介護保険統計情報)

厚生労働省の調剤動向調査[11]において薬局での居宅療養管理指導料の算定の集計がなされていないので、正確な把握は出来ないが、筆者の調査では7割近い薬局が居宅療養管理指導の算定を行った事があるとの結果を得ている。

その取り組み方は、門前の医療機関が行った在宅患者訪問診療に対して居宅療養を行うだけという消極的参加型と在宅療養支援診療所と連携を図り積極的に居宅療養管理指導を行う積極的参加型とがあるが、どちらの形になるにせよ、多くの医療機関で在宅療養支援診療所登録がなされており、在宅患者訪問診療を行っているのであれば、今後の薬剤師にとって居宅療養は避けて通れない道なのではないだろうか。

4 入院療養から居宅療養への移行

皆さんもいつかは必ず年をとる。

皆さんが年をとって通院困難となったとき、入院や施設への入所を希望するだろうか。自宅で治療が受けられ十分な介護が受けられれば自宅にいたいと思うのではないだろうか。

また、自分が死を迎えるとき、どこで最期を迎えたいと思うだろうか。
　厚生労働省による受療行動調査[12]の結果においても表4-3に示したように、「完治するまで入院を望む」などの入院生活を望む患者割合が平成17年度には57.7％だったのに対して平成20年度は48.8％と8.9ポイントも減少している。残りは広義の意味での在宅療養を望んでいる事となり、10％弱の増加である。経済的に考えても入院生活の1/3程度の費用で済む在宅での療養を望む傾向が増えている事は想像に難くない。
　これらの事を望む方々の希望を叶えるのが在宅医療であり、厚生労働省の調査においても平成20年10月単月で表4-4に示すように65歳以上の外来患者の2.8％が在宅医療を受けており、75歳を見れば100人に5人の外来患者が在宅医療を受けている事になる。
　では、在宅医療を受ける患者とはどのような背景を持っているだろうか？　本来は何らかの理由により通院困難な患者である。つまり寝たきりや後遺症を負った障害者で慢性的疾患に対する治療を自宅などで継続して受けたい方が対象である。であれば、退院時や通院困難となった時点で的確な療養計画が立案されており、患者本人もそれを理解した上で積極的に居宅療養を受け入れる体制が整っていると判断される。
　しかし、実際の居宅療養はこのような状況と大きく異なっている。居宅療養を受ける患者の多くは高齢者であり、高齢者特有の問題が多く存在する。高齢者における身体的障害の多くは病気であるが老衰に起因する所も少なくない。また、「比較的病状が安定しており積極的な治療の必要性が低い患者や認知症などによる判断力が低下した患者」である事もあり、患者本人の病識が薄い場合が多い。
　であれば退院時や通院困難に陥った時点においても加齢による状態変化が大きい、高齢者特有の不定愁訴が多い、病態の急変などのリスクが高い、看護・介護力が患者を支える大きなリスクファクターとなるなどの問題を抱え、かつ状況判断が弱い患者となる。
　また、療養するのは患者の自宅であり入院環境とは大きく異なる。たとえば食事ひとつとっても入院療養は栄養士などにより完全に管理されているが、自宅は自身や家族・介護職員が作るものであり摂取量も時間も管理されていない。ベッドなどの備品についても同じものをそろえる事が困難だと考えている患者やその家族が少なくない。実際表4-5に示す様に入院患者の約半数は自宅での療養を可能としている一方3割強の患者が自宅での療養が困難と考えている。その原因は、
　・療養指導がきちんと受けられるか
　・介護サービスを十分に受けられるか
　・在宅療養を受けてくれる医師が見つかるか
　・いざというときに病院へ行けるのか
　・療養に必要な器具が準備できるのか

4 在宅療養での薬剤師の役割　45

表4-3　入院患者の今後の治療・療養の希望（基本集計）

(単位：%)　　各年10月

	総　数	完治するまでこの病院に入院していたい	より高度な医療を受けられる病院に転院したい	他の病院や診療所に転院したい	介護を受けられる施設などで治療・療養したい	自宅で医師や看護師などの定期的な訪問を受けて、治療・療養したい	自宅から病院や診療所に通院しながら、治療・療養したい	その他	無回答
	平成20年									
総　数	100.0	46.5	1.6	0.7	4.3	2.3	22.7	4.8	17.1
		48.8								
	平成17年									
総　数	100.0	54.8	1.8	1.1	4.5	4.9	16.5	7.2	9.3
		57.7								

（厚生労働省平成20年受療行動調査）

表4-4　年齢階級別にみた在宅医療を受けた推計外来患者数

(単位：千人)　　　　　　　　　　　　　　　　　　　　　　　　　　　　　　　　　　　　　　　平成20年10月

	推計外来患者数	在宅医療	（総数）		
			往診	訪問診療	医師・歯科医師以外の訪問
総　数	6 865.0	98.7	28.8	56.8	13.2
(平成17年)	(7 092.4)	(64.8)	(24.5)	(34.5)	(5.9)
0〜14歳	698.7	0.9	0.5	0.3	0
%		0.129	0.072	0.043	0
15〜34	739.7	2.2	1.6	0.3	0.2
%		0.297	0.216	0.041	0.027
35〜64	2 327.8	8.8	4.2	2.9	1.7
%		0.378	0.18	0.125	0.073
65歳以上	3 076.8	86.6	22.3	53.1	11.2
%		**2.815**	0.725	**1.726**	0.364
(再　掲)					
70歳以上	2 389.5	82.7	20.7	51.4	10.5
%		**3.461**	0.866	**2.151**	**0.439**
75歳以上	1 592.3	76.3	18.7	48.3	9.2
%		**4.792**	1.174	**3.033**	**0.578**

（厚生労働省平成20年10月患者調査）

表4-5　病院の種類別にみた入院患者の自宅療養の見通し・可能にする条件（複数回答）（基本集計）

(単位：%)　　各年10月

	総数	自宅で療養できる	自宅で療養できない	自宅療養を可能にする条件					その他	療養の必要がない	わからない	無回答
				療養のための指導	入浴や食事などの介護サービス	医師、看護師などの定期的な訪問	緊急時の病院や診療所への連絡	療養に必要な用具[注]				
	平成20年												
総　数	100.0	47.6	35.7(100.0)	(27.1)	(38.2)	(25.6)	(30.4)	(29.9)	(13.0)	2.2	8.8	5.7
	平成17年												
総　数	100.0	41.6	37.5(100.0)	(18.5)	(31.9)	(21.4)	(23.0)		(14.7)	4.4	11.4	5.2

注：1　自宅で療養できないには自宅療養を可能にする条件の「無回答」を含む。
注：2　「療養に必要な用具」は平成20年調査のみの項目である。

（厚生労働省平成20年受療行動調査）

など多彩な理由が挙げられている。

　もちろん、これらは他職種連携により十分対応可能であり、在宅療養における主治医とケアマネジャーの手腕によるものが大きい。これらの患者不安解消の為に、現在は退院時カンファレンスを家族や本人や家族以外に担当ケアマネジャーや訪問介護事業所のサービス責任者を交えて実施する所も少なくない。また、看護サマリーやリハビリ計画書・診療情報提供書がケアマネジャーに開示される事も見られる様になってきた。

　他職種連携により患者が安心して在宅での療養を受ける事が可能となれば、さらに在宅での療養は第三の医療行為として拡大し、薬局薬剤師の活躍の場も変わってくると判断される。

　医療の標準化を図るために病院ではクリニカルパスの使用が増えている。このクリニカルパスは院内のチーム医療の実現を目的とするとともに患者やその家族への説明のための資料としても有効であるとされている。このクリニカルパスも在宅療養への移行においてとても有効である。その為、がん末期患者の在宅移行時に疼痛緩和ケアに関して地域連携クリニカルパスが多く使用されるようになった。筆者も TS－1®（大塚薬品）の使用などについて病棟医師からのクリニカルパスを入手し、病院薬剤部と連携を取ることで安心して服薬指導を行う事ができた経験を持つ。

　患者や家族もクリニカルパスを理解しており主治医や訪問看護師・薬剤師とも共通認識を持っているのでスムーズに在宅療養への移行ができた事例となった。

　薬局薬剤師が地域でのチーム医療の一員として参加することで、患者がよりスムーズに安心して在宅での療養を受け入れる事が可能となる。地域でのチーム医療の中で薬局薬剤師の役割を果たす事が在宅医療を推進する原動力になるのではないだろうか。

　これは一般的な外来診療においても同様な事がいえるであろう。主治医との関係を密接に保つためにもチーム医療は必ず役立つと筆者は考えている。

　薬局薬剤師自身が病院薬剤師と同様に積極的にチーム医療に参画される事を望む。

5　居宅療養の現場

　ここでは実際に行っている居宅療養における薬学的指導について表4-6に例を示した。

　これらの事例で言える事は、病気に対する愁訴は聞き取りを行いその対応に努めていたが、QOLの低下を招き、結果として転倒の危険性が増加した・医療関係者との関係が悪化したなどの障害が生じてしまっているという事である。

　入院療養生活では説明がなくても我慢して納得する・少し不便でも入院しているのだから仕方がない・病院ではわがままは無理だから我慢する・入院前の様に治っていないのに退院だと言われたなどの不平不満が存在するが、患者側が我慢することで問

表 4-6　居宅療養における薬学的管理指導事例の概要

事例	事例の概要	在宅での愁訴	処方内容	療養管理による解決
1	腰痛により入院。廃用性筋力低下により一時寝たきりとなる。介助歩行可能となったが転倒の危険性が高い。	夜、トイレへ行く際に転倒してしまう。	ミオナール	腰痛緩和用のミオナールが下肢筋力緊張を低下させていたと判断。主治医と相談し、ミオナールを中止することで愁訴が改善された。
2	加齢による下肢筋力の低下が問題となっていたが、不眠の訴えが強く主治医から眠剤が処方され服用している。本人からは全く眠れないとの訴えが続き、徐々に眠剤が増えている。	夜間や朝トイレに行く時ふらふらする。間に合わないで失禁する事もある。	デパス マイスリー レンドルミン	日中の昼寝について情報を入手。在宅療養開始前に服用していた薬剤の情報を調査する。主治医と相談し眠剤に関して以前の外来通院中の処方に戻し、デパスの用法用量変更・ハルシオンに切り替える。主治医からも睡眠時間について啓蒙をしていただくとともにデイサービスなどの利用による日中の睡眠防止を図り不眠とふらつきの愁訴が改善した。
3	認知症の為飲み忘れが多く薬剤管理に問題があり、訪問介護員が服薬誘導を行う事となり、1日3回だった服薬を1日2回に調整・変更した。	薬に対する依存が強く、薬を服薬しないと死んでしまうと考えている様子。1日2回の用法にした事で、主治医や訪問薬剤師・訪問看護師との関係が悪化。診察が困難になる、服薬拒否が出るなどの障害が発生。		ケアカンファレンスにより服薬願望が強い事が判明。昼間は訪問介護員の援助がない為、薬の管理が本人となるので服薬を避けていたが、朝、ビタミン剤を訪問介護員が本人に手渡すことで1日3回の服薬回数を確保する。本人の薬への依存が解決し、主治医や他の医療職員との関係も改善した。
4	高血圧症。なぜか外出拒否が始まり、利用していたデイサービスも中止となる。認知症状も認められるようになり、軽度のうつとの疑いとなった。	デイサービスでの以前の様子からトイレへはいつも介助なしで一人で行っていたとの報告があった。外出拒否の理由が、「トイレに行くところを人に見られたくない」であった事が判明。	アルダクトン	主治医と相談し降圧剤の切り替えを依頼したが、本人の拒否があったとの事で出来なかった。主治医と相談しデイサービスや外出時だけアルダクトンの服用時点を変更または服用休止とすることで、排尿頻度を軽減し、社会参加が出来るようになった。
5	既往症のてんかんの発作頻度が多くなるとともに興奮状態が増え、生活継続が困難になった。	興奮は無くなったが、傾眠が強く現れるようになり突然傾眠してしまう。対応方法が不明。		看護サマリーを入手。入院中も同様の傾眠が認められているとの情報を入手。病棟看護師の訪問指導を近々受ける予定。在宅主治医と病院医師との連携を図り、傾眠状態による対応についてクリニカルパスの作成を依頼。パス作成後、家族や介護関係者に配布予定。

題が大きくならずに過ごしてしまっている。

　在宅においては、これらの不満が率直に表現される事になり、病棟薬剤師以上に説明や指導が必要になってくる。また、入院カルテの閲覧に替わる情報収集を常に行わないと、先に挙げた事例の様にQOLの低下を招きかねない状況に陥ってしまう。

　そこで、居宅療養管理指導を行うにあたり有用な、介護関連の情報入手について記述しておこう。

　皆さんもケアマネジャーという名称を聞いた事があろう。ケアマネジャーは介護保険の調整役として活躍しており、患者（介護保険では利用者と呼ぶ）のアセスメント表やその患者に関係する介護事業所によるサービス担当者会議録と呼ばれるカンファレンスシートを持っている。また、介護保険の要介護度認定時に実施された訪問調査書・主治医意見書のコピーや退院時カンファレンスで使用される看護サマリー・リハビリ計画書・診療情報提供書などを持っている事も少なくない。

　また、患者宅を訪問すると、実際に援助に入っているヘルパーに会う機会も多い。このヘルパー事業所にいるサービス提供責任者も多くの患者情報を持っているので、情報の入手先として適切である。加えて訪問入浴提供者には看護師が同行している事も多く、入浴時の全身症状に対する情報や皮膚疾患や外用薬の効果についての情報も得られる事がある。

　もちろん訪問看護師がいるのであればなおのことである。

　前項で患者がスムーズに在宅療養へ移行する為に他職種連携が必要だと記載したが、我々薬局薬剤師が居宅療養管理指導を的確に実施する為にも他職種連携が必要条件となる事を理解いただけるだろうか。

　介護従事者とコンタクトを取ることに対する抵抗感はかなり強いと判断される。実際、日本医師会の実態調査においても訪問看護師や病院医師との連携は取りやすいが介護職との連携、特に会議への出席などカンファレンスを通じた連携は困難だとされている。薬局薬剤師も同様で主治医や訪問看護師との連携は取りやすいが介護職との連携は取りにくいとの意見も多く言われている。

　前項でも記載した退院調整にあたり看護師やケースワーカーが活躍するが直接医師がその業務に携わる事は稀である。

　であれば、在宅における療養のコメディカルとして看護師と同様に垣根を取り払い介護職との連携を薬剤師が率先して図るべきである。

6　ゲシュタルトの法則による在宅指導

　ゲシュタルト[13]とはドイツ語で形態、形作る、設計するなどの意味を持つ言葉である。

　複数の要素をグループ化してみようとする、あるいは見たものの中に形を探してし

まうという人間の心理や性質を基本ととらえ、部分や要素の集合として物事をとらえるのではなく、全体性やその構造すべてを重視するべきとして発展した心理学の総称としてゲシュタルト心理学がある。

皆さんの身近な例を挙げるとアスキーアートがこれにあたる。いわゆる顔文字である（＾ω＾）・ヽ（´▽`）ノ♪。アスキーコードの文字や記号はおのおの別々の存在であるが、それがアスキーアートになると全体として意味をなし、ばらばらの文字がひとつの線を想像させ、よりリアルな絵となり人の心に言葉以上に訴える事ができるようになる。

巷では医療連携が大きく取り上げられているが、現在提唱されている連携は、主治医への情報提供と主治医からの規制・許可指示でしかない。これでは、全体の統制がとれているとは言い難い（図4-5）。

在宅においてゲシュタルトの原理を利用するとどのようになるのか。各々の要素であるスタッフがランダムに動いても成果を生み出す事ができない。患者を中心に家族や主治医・薬剤師などの医療スタッフや介護スタッフが全体としてひとつの線を生み出すことで、しっかりとした全体を作り出す事ができる（図4-6）。

在宅主治医を中心としたコメディカルスタッフとして療養プランが構築され、それを補う為のケアプランがケアマネジャーにより構築される事が基本単位であり、そこに患者本人の生活能力向上の為のニーズが加わることで在宅でのQOLを保つ事が出来るのではないだろうか（図4-7）。

そのキーマンとして薬局薬剤師や訪問看護師がいると筆者は考えている。特に医療情報提供書を理解する事ができ、処方せんを通じて主治医の治療方針を読み取り、また薬歴管理を通しての患者愁訴の確認ができる存在、ケアマネジャーへの実施報告などによりアセスメントシートの入手が可能であり、薬物療法の専門家である事、薬学的管理指導を実施する

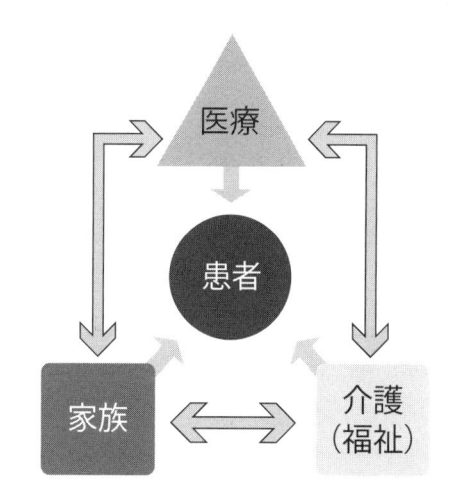

図4-5　現在の在宅療養における他職種連携イメージ

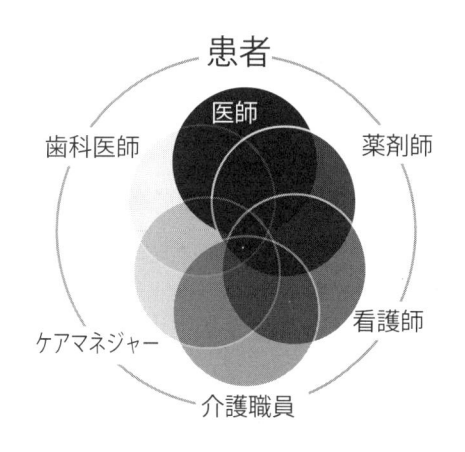

図4-6　ゲシュタルトの法則による在宅療養における他職種連携イメージ

薬局薬剤師が居宅療養のハブとし活躍できる立場にいると言える。

皆さんがアドバンス教育として学んできた対人援助技術やコミュニケーションスキルを駆使し、病態生理や老年者の生理を良く理解し、また処方せん読解力を身につけ居宅療養の現場においてコアパーソンとして活躍する事を願っている。

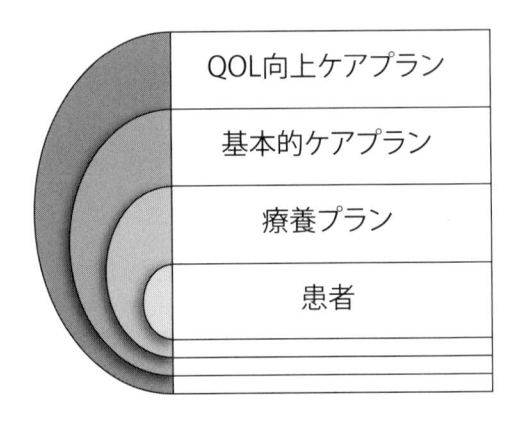

図 4-7　ゲシュタルトの法則による階層的療養プランモデル

7　おわりに

入院中心から在宅中心へ。この動きにより現在は慢性期に限定されている在宅医療が急性期を除く進行性の患者へも拡大する事が考えられる。

2006 年在宅療養支援診療所制度がスタートし多くの診療所が訪問診療の届出を行い、在宅支援診療所として定期訪問するようになった。しかし、施設基準として 24 時間在宅ケアの提供などの要件を満たしていない医療機関が多く存在しているのも事実である。

また、地域薬局が在宅支援薬局として活動しても 24 時間医薬品の供給は対応困難な状況であり、地域の中で訪問看護ステーションのような制度の構築が必要となる。

また疼痛緩和などの麻薬等の医薬品供給を伴う緩和ケアを考えた場合、主治医との間でクリニカルパスを事前に打ち合わせた上で医師の診察を待たずに処置を受けられるような体制作りも必要である。

これらの問題は医療法・薬剤師法をはじめ関連する法体制を整備し直す事が必要であり、社会保障としてどこまで在宅医療を推進するのかによっても異なってくる。

ただし、少なくとも高齢化社会を迎え、在宅療養は避けて通れない医療現場である事から、よりよいチーム医療の提供を行い患者の QOL を維持していく事が必要だろう。

皆さん薬剤師が在宅医療におけるスタッフの一員として、また薬剤の専門家として薬物療法（治療）に積極的に参加・提案する事で質の高い在宅医療が実現できるようになる事を望む。

謝　辞
　本章を稿了するにあたりご協力いただいた日本医師会・東京都薬剤師会の皆様方に深く感謝いたします。

〔引用・参考文献〕
1) 診療報酬点数表の改正等について（平成 6 年 8 月 5 日）（保発第 78 号）（都道府県知事あて厚生省保険局長通知）
2) 指定居宅サービスに要する費用の額の算定に関する基準（平成 12 年 2 月 10 日）（厚生省告示第 19 号）
3) 指定居宅サービスに要する費用の額の算定に関する基準（訪問通所サービス及び居宅療養管理指導に係る部分）及び指定居宅介護支援に要する費用の額の算定に関する基準の制定に伴う実施上の留意事項について（平成 12 年 3 月 1 日）（老企第 36 号）（各都道府県介護保険主管部（局）長あて厚生省老人保健福祉局企画課長通知）
4) 厚生労働省患者調査　平成 20 年
5) 篠田道子ら　2007　「ナースのための退院調整」　全国訪問看護事業協会
6) 伴真由美ら　2005　「病棟看護師長からみた退院調整の現状と課題」『石川看護雑誌』Vol.2
7) 藤澤まことら　2006　「退院調整看護師の活動と退院支援における課題」『岐阜県立看護大学紀要』第 6 巻 2 号
8) wamnet 医療情報
9) 野村真美・出口真弓　2009　『在宅医療の提供と連携に関する実態調査』No.183　日本医師会総合政策研究機構
10) 国民健康保険連合会介護保険統計情報 2010
11) 厚生労働省調剤動向調査　平成 20 年
12) 厚生労働省受療動向調査　平成 20 年
13) Koffka.Kurt 著・鈴木正彌監訳　1988『ゲシュタルト心理学の原理』稲村出版

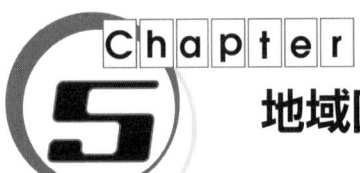

Chapter 5 地域医療における薬剤師の役割

1 地域医療とは

近年、「地域医療」という言葉をよく目にするが、医療において「地域」とは、患者が必要とする医療がほぼ完結する圏域を指している（図5-1参照）。この圏域は、住民および患者が必要とする「かかりつけ医」や「かかりつけ薬局」、そして、保健所や2次救急医療病院が含まれ、都道府県より狭い範囲を指している。この圏域において、薬局は地域住民の「かかりつけ薬局」として健康に寄与し、病気に対する不安や問題点を受け止め、さらに疾病予防に関しても必要な情報を提供することが求められている。

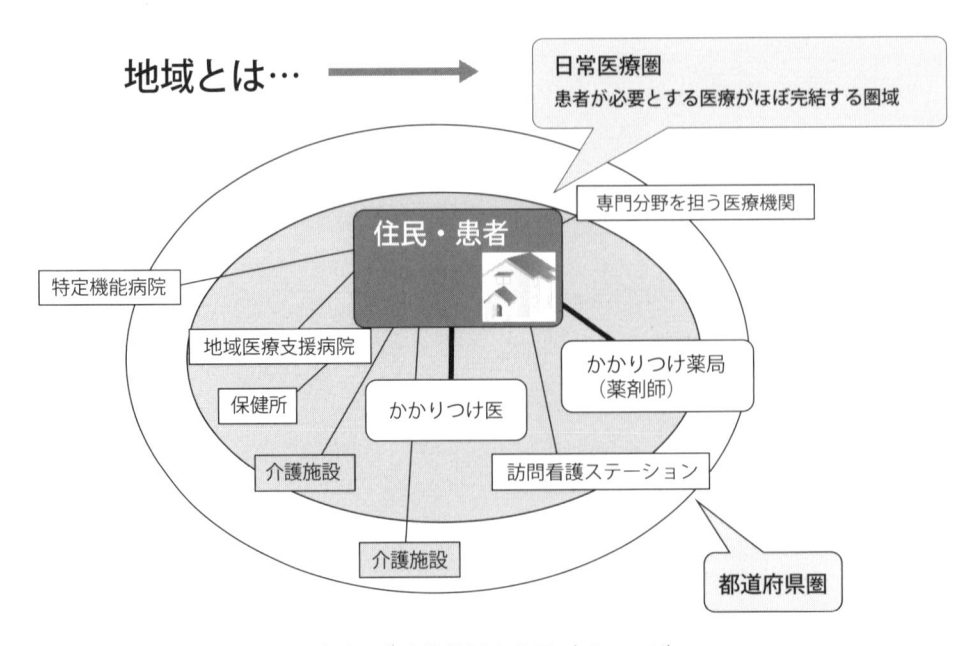

図5-1 地域医療連携体制と薬局（イメージ）

(厚生労働省第7回「医療計画見直し等に関する検討会」資料より作成)

2 地域医療における薬局の役割

1. かかりつけ薬局
(1) 医薬分業

医薬分業の起源は、1240年のヨーロッパの神聖ローマ帝国のフリードリッヒ2世が、医師の調剤を禁止し、薬剤師が調剤することを定めたことにさかのぼる。我が国においては、明治時代より医薬分業の法的理念が示され、1956（昭和31）年に「医薬分業法」が施行されたものの、医師が直接患者に薬を手渡すことが慣習的に続けられていたこともありなかなか定着しなかった。我が国において実質的に医薬分業が開始されたのは1974（昭和49）年であり、その年の診療報酬改定で処方せん料が10点→50点に引き上げられたことが契機となった。その後、医薬分業は徐々に進展し、医薬分業率（全国平均）は1989（平成元）年に11.3％、2009（平成21）年に60.7％と増加しているが、地域によりその進展度に大きな差があるのが現状である（表5-1参照）。

表5-1 薬局数、保険薬局数及び処方せん枚数の年次推移

年次		薬局数	保険薬局数	処方せん枚数（万枚）	医薬分業率（％）		
					全国平均	最高県	最低県
平成元	1989	36,670	30,885	13,700	11.3	30.0	0.6
2	1990	36,981	31,331	14,601	12.0	31.3	0.6
3	1991	36,979	31,402	15,957	12.8	32.3	0.6
4	1992	37,532	31,761	17,897	14.1	35.5	0.7
5	1993	38,077	32,590	20,149	15.8	38.6	0.8
6	1994	38,773	34,828	23,516	18.1	41.7	1.9
7	1995	39,433	35,915	26,534	20.3	43.7	2.8
8	1996	40,310	36,353	29,643	22.5	45.5	4.0
9	1997	42,412	37,503	33,782	26.0	49.3	4.9
10	1998	44,085	39,823	40,006	30.5	53.0	6.4
11	1999	45,171	41,656	45,537	34.8	56.4	8.7
12	2000	46,763	42,873	50,620	39.5	62.9	10.8
13	2001	48,252	44,674	55,960	44.5	67.6	13.8
14	2002	49,332	46,366	58,462	48.8	70.8	15.0
15	2003	49,956	47,008	59,812	51.6	71.7	17.0
16	2004	50,600	48,447	61,889	53.8	72.9	18.7
17	2005	51,233	49,242	64,508	54.1	71.4	20.1
18	2006	51,952	49,902	66,083	55.8	73.5	24.3
19	2007	52,539	50,699	68,375	57.2	75.0	26.0
20	2008	53,304	51,371	69,436	59.1	77.3	27.3
21	2009	53,642	—	70,222	60.7	77.8	29.3

（薬局数は衛生行政業務報告（厚生労働省統計情報部）より、保険薬局数は厚生労働省保険局医療課より）

(2) 患者が求める薬局

1974年より医薬分業が進展した背景には、患者にとって以下のような「分業した際のメリット」が期待されたからと考えられる。

①**薬歴管理**　医薬分業により患者の処方内容が開示された。患者は複数の医療機関に受診していても、すべての処方せんを1薬局（かかりつけ薬局）へ持ち込むことで、服用している薬の一元管理が可能となる。また、患者個人の副作用歴、アレルギー歴等も管理することで、薬の重複や相互作用の防止へつながる。

②**服薬指導**　薬局において納得のいく十分な説明を受けることで、自分の薬に対するアドヒアランスが高まり治療効果が向上する。

③**最善の処方**　院内処方であれば、医師は処方する薬剤を院内の在庫薬の中から選択しなければならない。しかし、院外処方であれば、医師が考える最善の薬剤を処方することが可能である。

④**待ち時間**　医薬分業の場合は、ひとつの医療機関から発行された処方せんが複数の調剤薬局へ分散されるため、患者の待ち時間は短縮される。

しかし、近年、体調の悪い患者が病院と薬局の両方に行く手間、医療費の高騰など、医薬分業に関して疑問を投げかける声が聞かれる（図5-2参照）。地域医療に携わる薬局として、患者にとって最善の医療を提供するために患者のメリットを向上させる努力を怠ってはならない。

わたしの医見医薬分業（名古屋市　N．高田　46）

医薬分業になってすでに何年経ったであろうか？この制度改正については、いまだかつて利点というものが見出せないでいる。いや、むしろ悪い点ばかりが目につく。

第一に、病気で辛い時に病院を出てもう一度薬局で薬をもらうために歩いていかなければならない。
第二に、医者でお金を払い薬局でもお金を払う。なんだか以前より高い気がする（関わる人が多いから人件費がかかるのは当然だが）。
第三に、薬局にない薬を処方されることがあり薬局も私も困ってしまう。
第四に、薬局でもう一度薬について説明されるがプライバシーのかけらもなく大声で病名を騒ぎ立てる。

言い出せばキリがないほどである。どなたかもう一度昔のように病院で薬をもらえるようにしてはくれまいか。切に願う。

図5-2　医薬分業に対する疑問の声（読売新聞，2010年2月15日，読売新聞転載許諾）

---

⑤**休日・夜間電話対応**　薬局の休日や夜間において、患者および地域住民からの薬に関する問い合わせに24時間対応できるように多くの薬局が体制を整えている。

時には深夜に、時には旅行中に携帯電話が鳴ることもあるが、地域住民の健康を守りかかりつけ薬局の使命を果たすため、薬剤師は携帯電話を持ち歩いている。

> 薬局閉店後に薬局の電話を携帯電話転送にセットする。転送される携帯電話は、管理薬剤師が持つ薬局もあれば、勤務薬剤師が交代制で持つ薬局もある。さすがに真夜中に電話をしてくる患者（地域住民）は少ないが、日付が変わる前ならと電話が鳴るときもある。
> ○「吐き気止めの坐薬を入れたら出てきてしまった。もう一度入れてもいい？」
> ○「（日曜日の朝）今朝、血圧の薬を飲んだかどうかわからなくなってしまった。どうしたらいい？」
> ○「（休日）少し離れた救急病院で院外処方をもらった。具合が悪く自宅に帰ったが近くの薬局はどこも閉まっている。どうにか薬がもらえないか？」
> 電話をしてくる患者（地域住民）は、相談できる相手がなく困って電話をしてくる。そんな時こそ「かかりつけ薬局」の出番である。相談内容を的確につかみ、正確に判断し、指導をすること、そして相談者を安心させることが最も大切である。

図5-3　休日・夜間電話対応

(3) 医師が求める薬局

医師は、医薬分業により薬に関する業務を薬剤師に移行した。その背景のひとつに、新医薬品およびジェネリック医薬品が毎年多数発売され、それに伴う情報量も増加しているため、医薬品に関するDI（Drug Information）業務を薬局に求めていることが挙げられる。そして、その情報をもとにして、医師の処方内容に関して、副作用、相互作用等のチェックを行い疑義があれば照会を望んでいる。また、実際の薬の剤形、味、服薬方法等の情報も必要に応じてすぐに提供可能な体制を求めている。その他、患者が医師には伝えにくいこと、伝え忘れたこと等の患者の声をフィードバックすることをかかりつけ薬局に期待している（後記参考文献）。

2. 在宅医療

近年、医療費が増加する中、病院の縮小が行われ、症状が安定している患者は自宅にて療養を行う在宅医療へ移行する傾向がある。地域における薬局の役割の中で、在宅医療に関する業務が注目されており今後広がっていくと考えられる（第4章参照）。

3. 相談薬局

地域において薬局薬剤師は「一番身近な医療人」と言われている。どのような些細なことであろうとも、「まず、あの薬局で相談してみよう」と地域住民が考えるような薬局の体制をとっていなければならない。その為には、薬局の敷居を低くし店に入り易くしておくこと、気軽に相談ができるような雰囲気を作っておくことが大切である。しかし、気軽さばかりではなく、医療人としてのふさわしい礼儀・作法を身につけておくことも必要である。最も大切なのは、地域住民の「相談してみたい」という気持

ちを大切に扱い、その訴えを正確に聞きとり、薬剤師として的確な対応の仕方を判断することが求められる。正確な判断とは、今、この相談者には一般用医薬品を供給して経過観察すべきか、薬の必要はなく生活指導等のアドバイスで経過観察すべきか、あるいは緊急に専門の医療機関を受診して医師の診断を求めるべきかを判断することである。この判断を間違えると、相談者の様態に影響を与え症状の悪化を招く恐れがあるため、薬剤師は正確な判断がくだせるように、薬に関する知識のみならず、多くの幅広い知識、判断力、多くの経験と能力を身につけておかねばならない。また、相談者にはその場の対応のみならず、その後の経過を含め情報を収集してフォローしていくことが大切である（図 5-4、図 5-5 参照）。

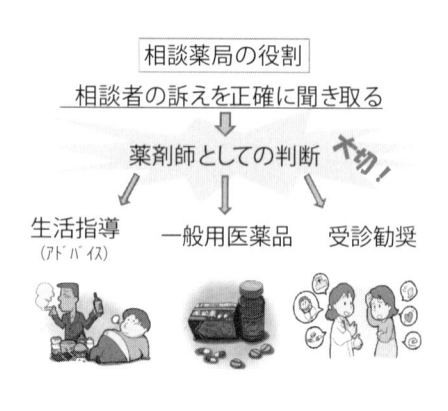

図 5-4　相談薬局の役割

相談薬局の薬剤師

相談に答えられる、幅広い知識、判断力、多くの経験と能力を身につけることが求められる

◎薬学・医学・医療に関する能力
医薬品、医薬部外品、サプリメント、介護、医療経済
法制度(医療関連・地域特性)等

◎情報収集能力
医薬品情報、患者情報等

◎コミュニケーション能力
患者（相談者）とのｺﾐｭﾆｹｰｼｮﾝ、他職種との協働、環境作り等

◎基本的な能力
思いやり、集中力、問題発見・解決能力、責任感等

図 5-5　相談薬局の役割

（プライマリ・ケア薬剤師（プライマリ・ケア学会編），エルゼビア・ジャパン　東京，2005，p.22）

3　地域医療における薬剤師の役割

前項においては「地域医療における薬局の役割」を記したが、ここでは薬局を離れ、薬剤師個人としては、地域の中でどのような役割を果たしているかを紹介する。

1．休日夜間診療

地域の「かかりつけ医」や「医療機関」が診療していない時間帯であっても、地域住民が安心して生活できるために、各地域において休日・夜間等の救急医療体制を確立している。地域における救急診療は、あくまでも診療時間内で発生した中軽症者の応急処置や必要に応じて直ちに後送病院を紹介することを目的としている。地域により状況が異なるが、一般的に、診療科は内科、小児科、歯科が中心である。救急診療所を有する地域は、医師、看護師、薬剤師が輪番制で担当を行い、有さない地域は診療所、薬局が輪番制で開院、開局を行っている。地域医療に携わる薬剤師は、地域住

民のために、日常業務の他に、休日・夜間も職務をこなしている。

2. 学校薬剤師

学校保健安全法第23条第2項において「大学以外の学校には、学校医、学校歯科医、学校薬剤師を置くものとする」と定められている。学校薬剤師の職務は図5-6に示すような保健管理の分野での環境衛生活動を行うだけでなく、学校保健委員会にも参加して、児童・生徒が最善の環境で学習ができるように学校側と方針を定め計画・立案を行い実行している。

その他、薬剤師の専門的職能を活用した活動も求められ「医薬品の正しい使い方」「薬物乱用防止」など、教育活動にも関与する。この活動は、2006（平成18）年4月に文部科学省より「薬物乱用防止に関する指導の徹底について」の依頼文、および、2008（平成20）年の「新学習指導要領」が出されたことで、近年、より活発に行われている。薬物乱用防止に関する指導の徹底についての中では、「全ての中学校及び高校学校において、学校薬剤師等の協力を得て年に1回は薬物乱用防止教室を開催するよう努めるとともに、地域の実情に応じて小学校においても薬物乱用防止教室の開催に努めること」と明記され、新学習指導要領においては、小学校高学年「体育編：保健：病気の予防」の中で「地域では、保健にかかわる様々な活動が行われていること」が追記されたこと、そして、中学校3年生「保健体育：保健分野」の中で「健康の保持増進や疾病の予防には、保健・医療機関を有効に利用することがあること。また、医薬品は正しく使用すること」が追記された。これらのことにより、学校薬剤師

<u>学校薬剤師の職務執行の準則（学校保健安全法施行規則第24条）</u>

1. (1) 学校保健安全計画及び学校安全計画の立案に参与すること。
   (2) 学校における換気、採光、照明、保温、清潔保持その他環境衛生に係る事項の環境衛生検査に従事すること。
   (3) 学校環境衛生の維持及び改善に関し、必要な指導と助言を行うこと。
   (4) 健康相談に従事すること。
   (5) 保健指導に従事すること。
   (6) 学校において使用する医薬品、毒物、劇物並びに保健管理に必要な用具及び材料の管理に関し必要な指導と助言を行い、及びこれらのものについて必要に応じ試験、検査又は鑑定を行うこと。
   (7) 前各号に掲げるもののほか、必要に応じ、学校における保健管理に関する専門的事項に関する技術及び指導に従事すること。
2. 学校薬剤師は、前項の職務に従事したときは、その状況の概要を学校薬剤師執務記録簿に記入して校長に提出するものとする。

図5-6　学校薬剤師の職務執行の準則

> この1～2年、芸能人の薬物乱用がマスコミで取り上げられているせいか、中学生達は真剣に講義を聞いている。内容は、薬物依存の症状、乱用される危険のある薬物、巧みな誘い等である。講義終了後、質問をうけたところ数人から手があがり中学生の関心の高さがうかがわれた。
> ○「おじいちゃんががんで麻薬を使っていると聞いたけど薬物依存するんですか？」
> ○「ペンキ、ボンド、接着剤も薬物依存するって本当ですか？」
> ○「覚せい剤を勧められたらどうやって断ればいいの？」
> 高校に進学し電車等を利用して通学すると、行動範囲も友人の幅も広がるであろうし、繁華街に行くこともあるであろう。中学3年生のこの時期に、薬物の恐ろしさを知っておくことは、子供たちの反応を見て、とても重要と感じた。
> また、「先生みたいに薬剤師になるには高校でどんな勉強を頑張ればいいの？」という質問を受けた。薬剤師の職能の一部を垣間見て、「薬剤師」という職種に興味を持ってくれたことは、今回予期せぬ収穫であった。

図5-7 中学3年生向け「薬物乱用防止教室」講師を経験して

が教育活動に参画することは、学校側からも法的にも求められていることが分かる。

3. 緊急災害時

どの地域においても、いつ何時に災害が生じるか分からない。地域住民の健康を守るため、薬剤師は医療救護活動に参加して被災者救済のために職能を発揮すべきである。過去の災害事例により、災害発生後の3日間は他地域からの援助は困難である場合が多い。各地域によって状況が異なるものの、緊急時の医薬品は、当地域の自治体防災倉庫にて備蓄、地域の基幹病院において備蓄、医薬品卸業者の在庫を間接的に備蓄するなどして、災害時に対応可能なように整備している。薬剤師は、当地域災害対策本部の指示を受けて被災地の救護所、避難所、保健所等に赴き、まず、負傷者の救護活動にあたる。医薬品は、薬剤師の専門知識を用いて、薬効分類、在庫管理、品質管理等を行うとともに、的確な医薬品の供給および不足医薬品の供給要請等も行い被災者の救護にあたる。

このような緊急時にも即座に対応が出来るように、地域薬剤師は、災害時活動訓練を年に数回行っている。

4. 地域医療における医療連携

地域において、住民は複数の医療機関（病院、診療所、薬局、保健所、介護施設等）に受診、通院、通所等をしている場合がある。ひとりの住民の健康を守るために取り巻く医療機関が情報を共有し、最善の対応が可能なように連携をとることが重要である。

そのひとつの例が在宅医療である。ひとりの患者に関わる医師、薬剤師、看護師、

⟨DOTSの具体的方法・手段⟩

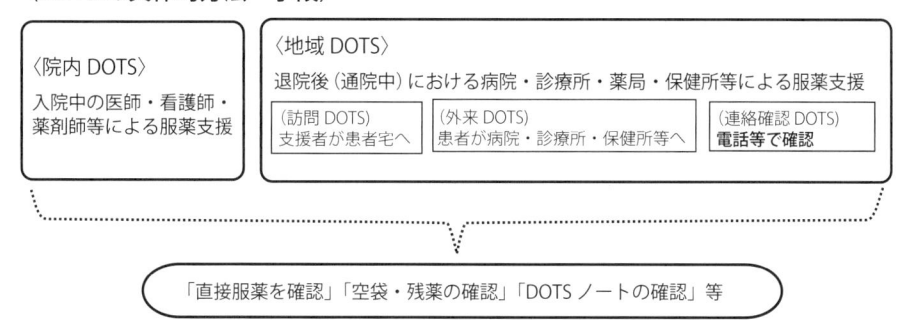

⟨院内DOTS⟩
入院中の医師・看護師・薬剤師等による服薬支援

⟨地域DOTS⟩
退院後（通院中）における病院・診療所・薬局・保健所等による服薬支援
- （訪問DOTS）支援者が患者宅へ
- （外来DOTS）患者が病院・診療所・保健所等へ
- （連絡確認DOTS）電話等で確認

「直接服薬を確認」「空袋・残薬の確認」「DOTSノートの確認」等

⟨地域DOTSのタイプ⟩ 患者の状況や地域の実情に合わせて選択

（Aタイプ）
○原則、毎日の服薬確認
＊治療中断が高い患者
（住所不定者・治療中断歴のある者等）

（Bタイプ）
○週1、2回程度の服薬確認
＊服薬支援が必要な患者
（独居高齢者・単身学生等）

（Cタイプ）
○月1、2回程度の服薬確認
＊Aタイプ・Bタイプ以外の患者

図5-8　東京都における直接服薬確認療法（DOTS）ネットワークのイメージ
（東京都福祉保健局：http://www.fukushihoken.metro.tokyo.jp/iryo/yobo/files/plan5.pdf）

ヘルパー等がチームを組んで患者の病状の改善に取り組んでいることは周知の通りである。

　また、昨今、若年層における結核罹患率の上昇、多剤耐性菌の出現など結核をとりまく状況は変化している。その中で結核患者の地域DOTS（薬局直接服薬支援；Directly Observed Treatment Short Course）が注目をあびている。地域DOTSとは、入院による結核治療が終了し、退院後に患者宅近隣（地域）において療養を継続させる方法である（図5-8参照）。これは、患者を中心にして医療機関と地域薬局が連携をとることで成功するシステムであり、結核治療中断、結核耐性菌化の予防、結核罹患率の減少に寄与している。

　そして、地域によってはインターネットを利用して医療連携を成功させている地域もある。病院、診療所、調剤薬局が電子カルテネットワークで結ばれ、その結果、各種検査結果等の情報が相互で見ることが可能となった。これにより調剤薬局では検査データを参照しながらの服薬指導が行えるようになり、服薬指導のレベル向上へとつながった。また、ネットワーク上で各医療機関がつながったことにより、ネット上のやりとりを行うとともに研修会等を頻繁に行い、医師・薬剤師のスキルおよびレベルの向上、医療の質の向上に寄与した地域もある。

http://e-public.nttdata.co.jp/f/repo/284_j0504/j0504.aspx

　　　　［参考文献］
　　プライマリ・ケア学会編　2005　『プライマリ・ケア薬剤師』エルゼビア・ジャパン　東京

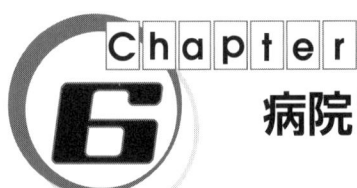

Chapter 6 病院における薬剤師の役割

1 はじめに

6年制薬学教育が立ち上がった大きな目標のひとつに、臨床薬剤師の育成という、病院薬剤師側からの強い求めがあったことが挙げられる。臨床薬学、特に病態と治療、症例解析学など、疾病と薬剤について学ぶことが重視されてきている。

確かにこの10年で病院薬剤師の業務が大きく変化し、病棟活動が中心となった。これはこの間だけでの動きではなく、それ以前の長い年月、多くの病院薬剤師たちの地道な活動があったからこそ発展していくことができたのである。

病院という患者治療の現場にいながら、その第一対象者である患者に対して、直接的には何のアプローチもしていなかった、また周囲の理解もさほど得られずにいたジレンマを、看護師をはじめとした薬剤に関わる他の職種が行っていた業務へ徐々に関わりを持つことで病棟活動が開始され、患者に対しての服薬指導が始まり、カルテを見ることができるようになり、それに薬剤師からの情報ということで記載することもできるようになった。現在では常識となっている薬剤師の病棟での活動には、理解を得るための、業務として算定されるためにも、多くの時間とエネルギーが必要とされたのである。

今後、病院薬剤師としての地位をさらに向上させ、臨床薬剤師として大いに患者、医師をはじめとする医療スタッフに貢献していくためには、日々進歩していく薬物療法について積極的に学ぶ必要があることはいうまでもない。

そのためにも、現在における病院薬剤師業務を理解しておく必要があり、本章ではこれについて述べる。

2 業務概説

病院薬剤師業務は、その時代のニーズ、環境、診療報酬の改定などにより、大きく変化してきた。医薬分業の進展により、外来患者に対する調剤業務を地域の保険薬局に移行した施設が増え、年々院外処方せん発行率が増加している。病院薬剤部の業務は、院内患者、すなわち入院患者に対する業務が主流となっている。

今後の医療体制としては、医師は総合的に患者を診断して大きな治療方針を決定

し、薬剤師は薬の専門家として、その患者個々に最適な薬剤を選択し、用量、用法を考え、医師やすべての医療スタッフとともに治療に関わっていくことが求められていくであろう。そのためにも、病院薬剤師にとって最も重要な業務が「薬剤管理指導業務」、すなわち「病棟業務」であり、ひとりひとりの患者のもとに出向き、薬剤の効果や副作用を直接確認し、患者にとって安心、信頼できる医療行為の一翼を担っていくことが重要である。

病院薬剤師の役割は、患者個々にとって、安全で質の高い最適な薬物療法を提供することにある。様々な業務がこれに関係することとなるが、病院薬剤師の業務として、概略は次のものである。

① 正確な調剤（注射剤含めて）
② 病棟活動と患者薬歴管理、服薬指導
③ 医薬品の供給
④ 医薬品情報の提供と院内教育
⑤ 医薬品適正使用のための院内指導
⑥ 副作用、有害事象の未然防止と対応管理
⑦ 他の医療スタッフと連携（チーム医療）して、安全で質の高い薬物療法の提供
⑧ 処方設計へ関与し、ジェネリック薬品の有効利用も含めた薬剤費の削減や医療費の軽減への貢献

この中にはまだ時期尚早で実現していない部分もあるが、病院薬剤師の業務、役割の目標でもある。より高い目標を持つ病院薬剤師になるために、各業務を通じて研究活動も行っていく必要もある。

表6-1　病院薬剤師の業務

- ・調剤業務
- ・薬剤管理指導業務
- ・製剤業務
- ・医薬品管理業務
- ・医薬品情報管理（DI）業務
- ・医療安全対策への参画
- ・治験薬管理、治験コーディネーター（CRC）
- ・院内感染対策チーム（ICT）
- ・栄養サポートチーム（NST）　　　等

3　調剤業務

調剤業務は、薬剤師業務の根幹をなすものである。病院において外来患者に対して

注射剤以外の薬剤を処方せんによって投薬する場合には、先に述べたように現在は多くの病院では院外処方を発行して、地域の保険薬局で調剤されている。しかし、その病院の院内製剤など特殊な薬剤を含む処方せんであったり、特定な管理を要する薬剤の処方せんである場合などは、院内処方せんとして当該病院の薬剤部で調剤する。また、注射抗がん剤化学療法を外来日帰りで行うことも増えており、その場合は薬剤部で当日の朝に混合調製する施設が多い。これは、外来化学療法加算が算定可能であるため、多くの病院で普及してきている。

　病院薬剤部の調剤業務は、入院患者に対する「入院処方せん」の調剤が主である。多くの場合は薬剤管理指導業務の対象となっている患者であり、薬歴を記載しているため処方薬の変化を知り、患者の状況を把握することができる。
　入院患者への注射薬以外の処方は、ほぼ1週間分を基本として「定時処方」として処方され調剤される。それに加えて、患者にとって必要な薬剤が随時「臨時処方」として病棟から薬剤部に提出され、調剤される。また、入院患者への定時処方薬を調剤する場合には、多くが自動錠剤分包機によって一包化するため、その機器によっても薬歴が管理できる場合がある。
　調剤を行う場合には、まず処方せん監査をしっかり行い、処方された薬剤の効能・効果、用法・用量等に十分注意し、薬剤の性状、特性、保存条件等を考慮して行うことはいうまでもない。
　また、当該病院の医師から発行された院外処方せんに対する事前監査を薬剤部で行った後、患者に交付する薬剤部もある。院外処方せんの疑義照会をできるだけなくすためである。
　注射薬の処方せんは、患者の状態によって変化する場合が多いため、ほぼ毎日、1日分ずつの調剤を行う。処方せんに基づく注射剤の取り揃えを行い、病院によっては、混合調製を行う。薬剤管理業務を算定するためには、当該患者の注射剤は処方せんに基づき患者ごとにセットしなければならない。また、薬剤師が必要な設備のもとで中心静脈栄養用の高カロリー輸液を調製した場合や抗がん剤調製を行った場合には加算の算定が可能であり、病院薬剤師としての業務拡大の重要な部分となっている。
　注射剤の調剤は、通常の調剤の注意点に加えて、薬剤の安全性、安定性、配合変化、分割使用の可否等にも注意する必要があり、薬剤師の専門性を十分発揮することができる業務である。

4　薬剤管理指導業務

　薬剤管理指導業務は、入院患者を対象とした注射剤を含めた調剤、医薬品管理、薬歴管理、患者服薬指導などの幅広い知識や技術、技能をもって、総合的に行うもので

ある。注射剤の混合は規定上はなされていないが、患者ごとにセットする必要があり、服薬指導の重要性が規定されている。

薬剤管理指導業務は、患者サービスの向上、医薬品の適正使用、チーム医療の充実が主目標であり、病院薬剤師の職能が発揮できる最も重要な業務である。

薬物療法の安全確保の観点から、重複投与の防止、併用禁忌のチェック、副作用の未然防止など、薬物療法のリスクマネジメントとしての役割も期待されている。

5 製剤業務

製剤とは医薬品を製造することであり、通常は医薬品製造業者の認可を受けた企業が行う。しかし、ここでいう製剤業務とは、当該病院内ですべて消費されるべく病院薬剤師が調製した薬剤のことをいい、使用頻度の高い薬剤（散剤の混合品、分包品、希釈散、希釈液の調製）を作り置きするものと、市販されていない特殊な治療に用いる薬剤を調製するものとがある。

製剤は、調剤と違って不特定多数に対して使用されるものである。調剤同様、調製の過誤、異物混入があってはならない。

6 薬品管理業務

医薬品を「もの」として管理することも病院薬剤師の業務であり、以下の三点に分けられる。

①**在庫管理**　医薬品を必要としている臨床の現場に、あらかじめ準備しておいたり、すみやかにそれを供給することを目的としている。医薬品の購入、供給、在庫と一連の流れを熟知し、薬剤師独特の予想をもって無駄のない在庫管理を行う。

②**品質管理**　品質の管理とは、保存条件、使用期限、人体に使用するにふさわしい状況のものであるか、等を管理するものである。

③**安全管理**　安全管理は、その医療施設の医療の質を担う重要な医薬品管理業務のひとつである。医療機関には医療安全管理部門があり、医療安全管理者が設置されているが、さらに厚生労働省は薬事法第9条の規定によって施行規則の一部を改正し、2007年4月から病院・診療所に「医薬品安全管理責任者」を置くこと、および「医薬品の安全使用のための業務手順書」の作成を義務づけた。病院薬剤師の役割として、この部門を背負っていることを知っておく必要がある。

表6-2　薬品安全管理の方法

- 処方せんの疑義照会徹底
- 類似名、類似形態医薬品の配列の工夫
- 医薬品使用方法の周知徹底
- その他

表6-3　特に安全管理が必要な医薬品

- 抗悪性腫瘍剤
- 免疫抑制剤
- 不整脈用剤
- 抗てんかん剤
- 血液凝固阻止剤
- ジギタリス製剤
- テオフィリン製剤
- カリウム製剤（注射薬に限る）
- 精神神経用剤
- 糖尿病用剤
- 膵臓ホルモン剤
- 抗HIV薬

表6-4　厚生労働科学研究「医薬品の安全使用のための業務手順書」の作成マニュアルにおいて「ハイリスク薬」とされているもの

- 投与量等に注意が必要
- 休薬期間が設けられている、または服用期間の管理が必要
- 併用禁忌や多くの薬剤との相互作用に注意を要する
- 特定の疾病や妊婦等に禁忌
- 重篤な副作用回避のために定期的な検査が必要
- 心停止等に注意が必要
- 呼吸抑制に注意が必要な注射剤
- 投与量が単位（Unit）で設定されている注射剤
- 漏出により皮膚障害を起こす注射剤

表6-5　医薬品情報管理業務

- 副作用
- 新薬
- 使用頻度
- 新規採用・採用中止
- 薬事委員会資料作成
- 薬に関する相談
- 製薬会社との面談　etc.

7 医薬品情報管理業務

院内のすべての医療関係者に対して医薬品情報（Drug Information；DI）を提供することは、適正な薬物療法を行っていく上で大変重要で、病院薬剤師の重要な業務である。病院には、「医薬品情報室」などの部署が設置されており、この設置も「薬剤管理指導業務」を算定するための要件となっている。

情報の提供には、その根拠となる医薬品情報が必要なため、その情報を検索収集し、評価し、加工する能力が必須となる。

情報管理は、個々の医薬品に関するものから、新規採用薬品や削除薬品の周知などすべての部分におよぶが、副作用が生じた場合の報告等、院内で発生した事項を収集することも大切である。

また、「緊急安全性情報」が各メーカーから発出された場合、早急に周知する必要があり、その他、使用上の注意の改訂の情報など、医療関係者に対して理解しやすい、分かりやすい方法で周知していくことが望まれている。

医薬品情報室では、医薬品ばかりでなく、医療機器についても情報管理を行っていることが多い。

その周知方法は、「DIニュース」などの印刷形態の配布が多かったが、現在では院

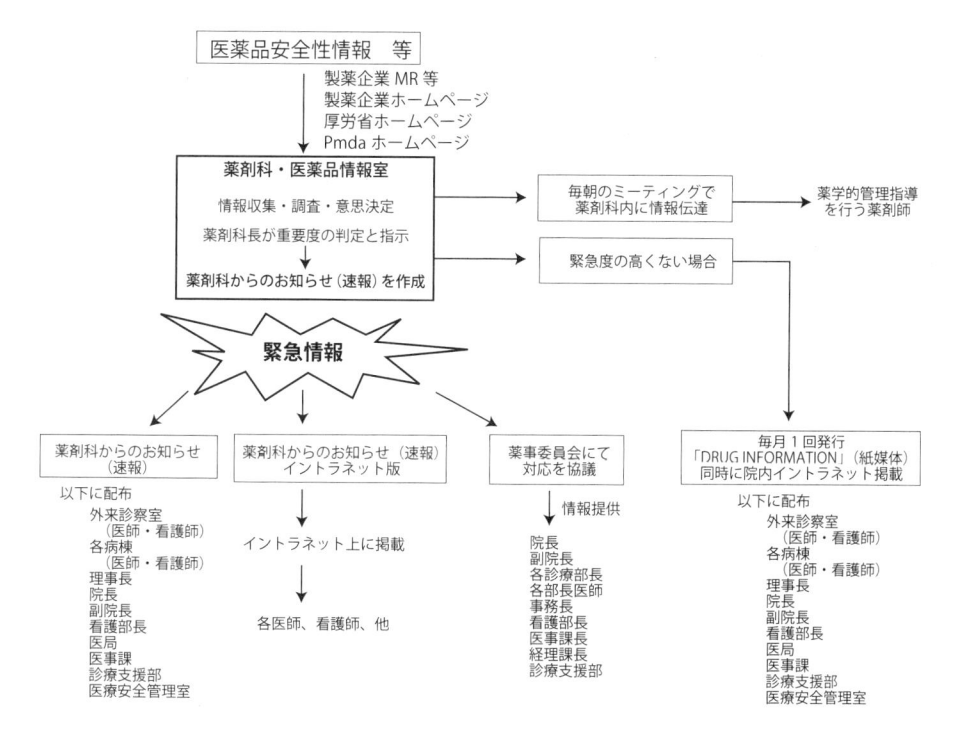

図6-1　薬剤科からのお知らせ（速報）情報伝達の流れ

内パソコンのサーバーを利用し、周知することも行われ始めている。

院内の関係者からの問合せ、照会があった場合にも対応する。そして、これを記録に残し、複数回の事柄であったならば、院内に周知する場合が必要となる。

患者向けの薬剤部からの情報提供もこの業務である。

8 薬品試験業務

医薬品は、その安全性、有効性が確認され、適正に使用されなければならない。以前は品質上から各種試験が必要であり、そのための業務であったが、現在は、薬物体内動態や薬力学を中心に据え、TDM（Therapeutic Drug Monitoring；薬物血中濃度モニタリング）を行う業務となっている。

この業務については、病院によっては行われていない施設も多い。

9 治験業務

治験を円滑に進行させるため、院内CRCとして活動していく業務である。患者に十分な説明を行い治験参加の同意を得、その後は毎回の投薬をチェックし、プロトコールの違反がないか、副作用が生じていないか等のチェックを行う。特に併用薬、サプリメントの服用などに関しては、薬剤師としての知識が必要となる業務である。

10 これからの病院薬剤師

6年制薬学教育が始まり、臨床薬学、医療薬学が重視されている。

厚生労働省は2008年9月、検討委員会の中間取りまとめとして「各職種間で専門性を発揮して患者のためにより良い医療が行われることを前提に、その職種でなくても行いうる業務を他の職種に担わせるスキルミックスを進めるべきである」との見解を出した。病院薬剤師は、医薬品という"もの"を扱う専門的な職業人であることに変わりはないが、薬剤管理指導業務を行う上で必要な情報は自分自身で確認して入手する。その手段として、必要に応じて患者さんに触れ、検査値が必要であれば採血も行う、といった行為を行うことが間近に迫っている。

6年制教育を受けて育った薬剤師は、チーム医療の一員として活躍することが期待され責任も大きくなってくる。その責任の分、権利も拡大することが必要となってくるであろう。将来的には、まず病院に勤務する薬剤師が処方権の一部を担うことも可能になることを期待している。

臨床現場で病院薬剤師がどのような役割を担えるのか、薬のスペシャリストとして患者に最適な薬物治療を行うために、今がまさしく正念場なのである。

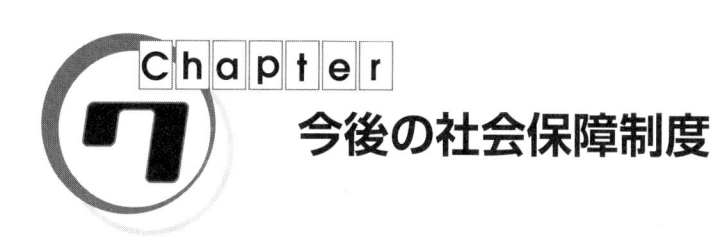

Chapter 7 今後の社会保障制度

　薬剤師も含めた医療人の仕事は、人々の健康を維持しQOLを高めるという本質はいつの時代でも変わらない。しかしどのような仕事も、社会環境によりその時代のニーズに合った仕事が要求される。社会環境の変化に合わせ、仕事のやり方も変える必要がある。医療人としての本質は変わらずとも、社会環境や社会構造の動きに常に注目しておくことが大切である。
　ここでは、現在の日本が置かれている社会的な変化と、それによる医療環境等の変化等について述べていく。

1　社会構造の変化（少子高齢社会）

　現代の日本において最も大きな社会変化は、「少子化」および「高齢化」という、日本を構成している人口構造の変化がある。
　この人口構造変化、「少子化」、「高齢化」、「人口減少」について国立社会保障・人口問題研究所のデータを基に検証していく。

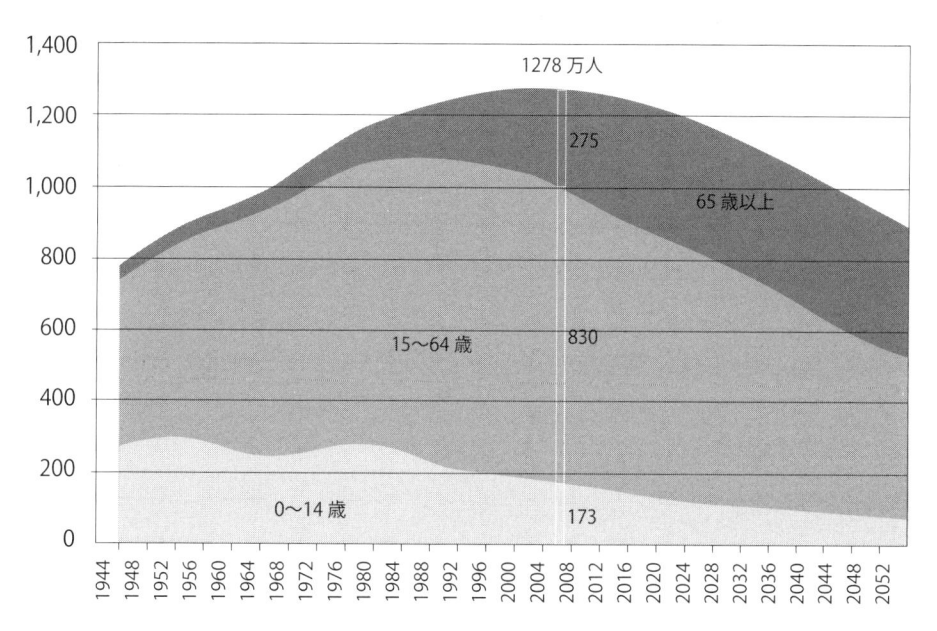

図7-1　人口構造の年次推移及び将来推計（国立社会保障・人口問題研究所）

図7-1は1944年から2010年までの推移と2055年までの将来推計を表したグラフであるが、0歳～14歳までの小児、15歳～64歳の生産性の高い年代、65歳以上の高齢者人口の3世代に分けている。1984年から0歳～14歳人口の減少、高齢者人口比率の増大、さらに2007年以降は総人口の減少が読みとれる。

1. 少子化

少子化の原因は、女性の社会進出や晩産化、経済的な理由等が言われている。

少子化を示す指標に「合計特殊出生率」がある。ひとりの女性が出産可能な年齢を15歳から49歳までとし、それぞれの出生率を出し、合計することで、人口構成の偏りを排除し、ひとりの女性が一生に産む子供の数の平均を求める。現在の日本では、人口の増減が起こらないとされる合計特殊出生率である、「人口置換水準」は2.07とされている。したがって、人口が減少の方向に進むといわれている。

日本では、1973年以降人口置換水準を割っており、人口が減少傾向にある。人口の減少は出生数だけではなく死亡数も関係するが、すでに日本の人口は2007年をピークに減少が始ま

表7-1 合計特殊出生率

生まれ年	人口	合計特殊出生率
1947年	216万人	4.54
1948年	227万人	4.4
1949年	229万人	4.23
1950年	209万人	3.65
2005年	105万人	1.26
2006年	107万人	1.32
2007年	109万人	1.34

(前掲、人口問題研究所)

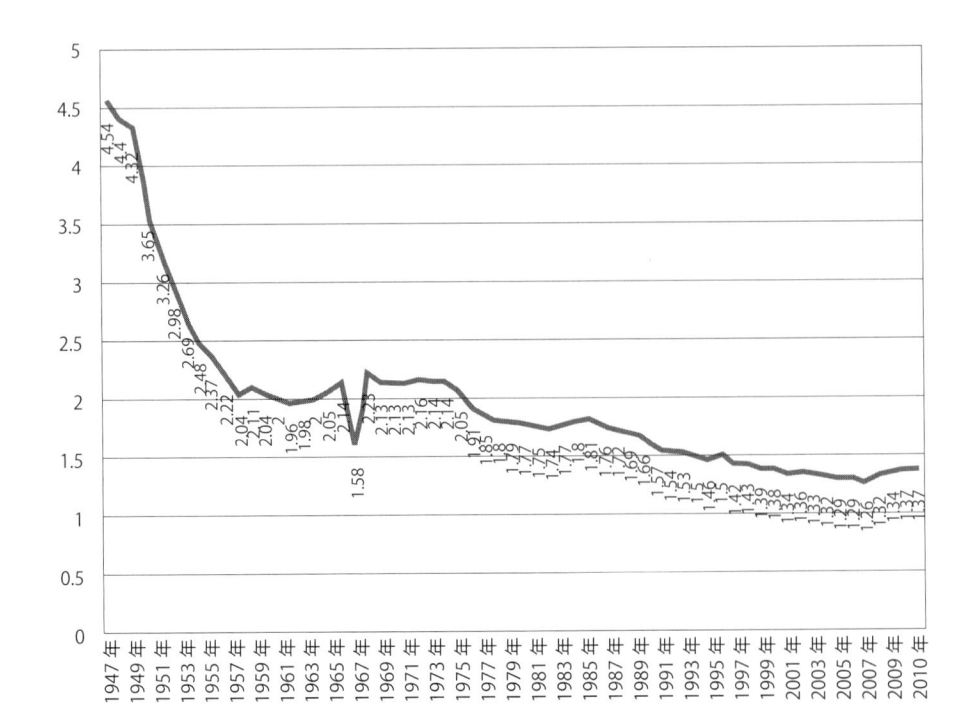

図7-2 合計特殊出生率の推移 (前掲、人口問題研究所)

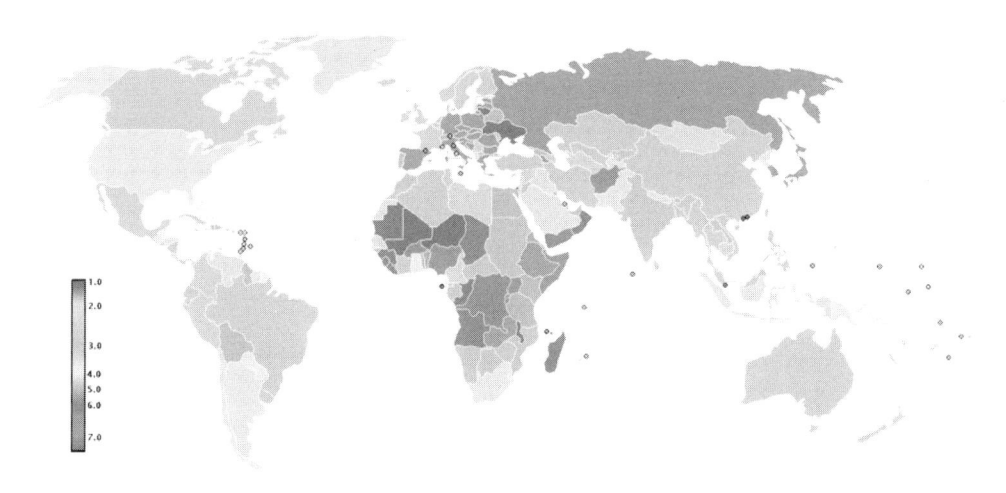

図 7-3　世界の出生率マップ（Wikipedia）

っている。合計特殊出生率は先進国ではフランスなど数ヶ国以外減少傾向を示す。

2. 高齢化

　日本の高齢化は、前述の少子化と医療保険を含めた医療環境の充実や衛生環境などで平均余命が伸びた結果である。

　高齢化率の推計を見ると、2055年（1990年生まれが65歳になる年）には40.5％という、今まで経験したことのない超高齢社会となる推計となっている。そのときの15～64歳の世代の割合が51.1％で、経済を支える生産性の高い年代の負担が大きくなることが予想される。

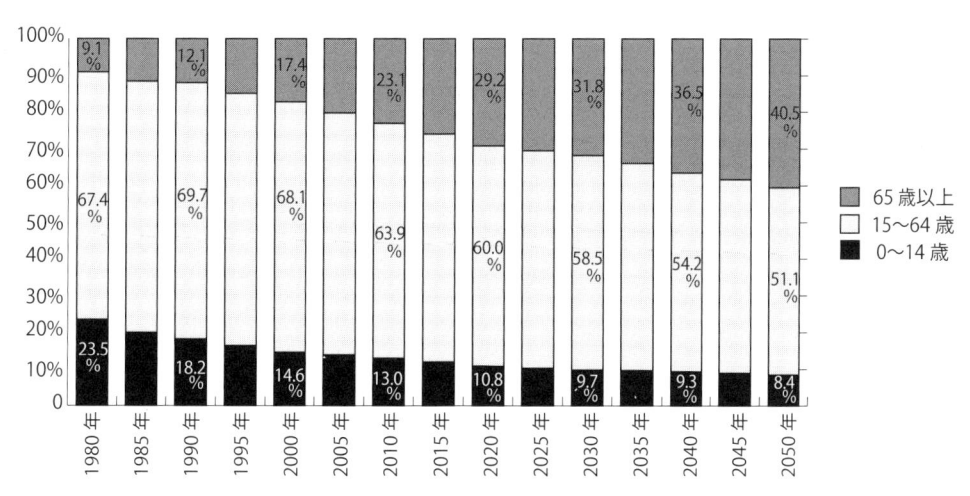

図 7-4　高齢化率の推計

（前掲、人口問題研究所「日本の将来推計人口」より作成）

② 社会保障制度と医療保険

社会保障とは、「国民の生活の安定が損なわれた場合に、国民に健やかで安心できる生活を保障することを目的として、公的責任で生活を支える給付を行うもの」（社会保障制度審議会）と定義されている。即ち、国民の生活や健康の確保を目的とする制度であり、根本的な精神は「相互扶助」の観念に基づいている。

日本の社会保険制度は大きく分けると「保健・医療」「年金制度などの所得保障」「社会福祉など」の制度に分類される。この制度は、時代の変化に合わせ社会の状況により変わっていく。少子高齢社会を迎えている現在の日本にとって、今まで以上に必要とする人口割合が大きくなってきており、現制度の変革が要求されている。

表7-2 社会保障制度

社会保障	制度等	平成20年給付費	給付費の範囲
保健・医療	・医療保険 ・健康診断 ・予防接種など	「医療」給付費として 296,117億円	医療保険、後期高齢者医療の医療給付、生活保護の医療扶助、労災保険の医療給付、結核、精神その他の公費負担医療等
所得保障	・老齢年金 ・障害年金 ・生活保護など	「年金」給付費として 495,443億円	厚生年金、国民年金等の公的年金、恩給及び労災保険の年金給付費
社会福祉	・介護保険 ・高齢者福祉 ・児童福祉など	「福祉その他」給付費 149,289億円	社会福祉サービス、介護対策に係わる費用、生活保護の医療扶助以外の各種扶助、児童手当等の各種手当、医療保険の傷病手当金、労災保険の休業補償給付、雇用保険の失業給付
その他	・労災保険 ・雇用保険など		
社会保障給付費合計		940,848億円	

（前掲、人口問題研究所及び厚生労働省統計データより作成）

現在の日本では、急速に進んでいる超高齢社会を迎え、社会保障に対する給付は急速に増大している。これらの制度を維持する財源については社会保険料だけでは賄えず、国庫からの補助など公費（主な歳入は税金）、資産収入（運用等）などで補塡している。

昨今の経済の低迷に輪をかけ社会保障費の増大する費用をどのように調整するかが問われている。国家の一般会計と特別会計を合わせた国の歳出予算220兆円の約1/3にあたる75兆円が社会保障関連（年金、医療、介護、生活保護など）で占められている。

社会保障費の主な財源の内訳は図7-5の通りとなっている。社会保険料が約56%を占め、国や地方の負担（税金）が約35%を負担している。

社会保険料は被保険者や事業主からの収入である。多くの国民は、社会保険料を支払い、さらに所得税や消費税等の税金を納めているわけで、この税金から社会保障制

2010年社会保障費財源割合（総額 96.1 兆円）

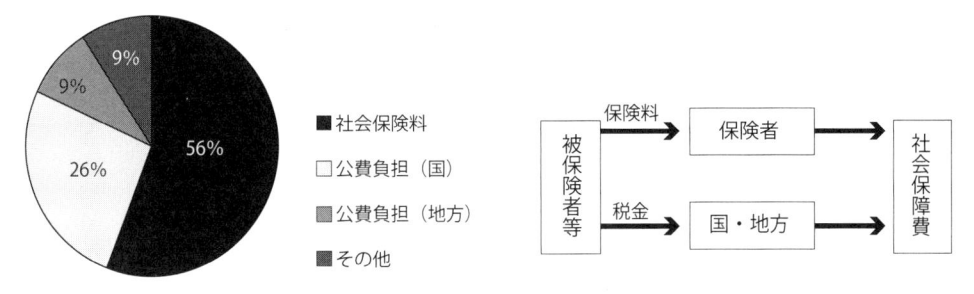

- ■社会保険料 56%
- □公費負担（国）26%
- ■公費負担（地方）9%
- ■その他 9%

図 7-5　社会保障費の財源（厚生労働省統計データより作成）

度に拠出していることを考えると何重にも拠出しているということになる。

それでも、2010年105兆円にも及ぶ社会保障給付費（社会保障制度を通じて国民に給付される金銭・サービスの合計）は、団塊の世代が75歳以上となる2025年には141兆円になると推計されている。

2009年度における国民所得に対する社会保障負担率は16.4％となっている。租税負担と合わせた国民負担率では38.6％（国民総生産比は27.6％）となっている。諸外国では、デンマークが69.9％（49.2％）、アイスランドが66％（36.8％）、イタリア62.7％（43.6％）、オーストラリア61.4％（44.5％）、フランス61.1％（45.2％）等となっており、OECD加盟の30ヶ国のうち、日本は24位である。

国民の負担割合が適切かどうかの判断は、すべての国民がいずれは恩恵を受けるための費用に対しどれだけ負担するかという合意の元で下される。

1. 医療保険について

日本の医療保険制度の特徴としては、「国民皆保険制度」、「フリーアクセス」「現物支給」である。

すべての国民は国民健康保険、被用者保険、後期高齢者医療制度のどれかの公的保険に加入しなければならない。これを国民皆保険制度という。公的医療保険制度は第一次世界大戦後の1922年に健康保険法が制定された。これは、当初労働者の保護から始まったが徐々にその対象を広げ、市町村などが運営する国民健康保険制度の整備により1961年に国民皆保険制度が実現した。

フリーアクセスというのは、日本のすべての国民が健康保険証を提示することにより、自由にどこの医療機関にもかかることができるということである。したがって、貧富の差や地位など関係なく同じ診療を受けられる。逆に医療機関は、基本的には診療の拒否ができないことになっている。

現物給付とは、医療機関で一部負担金を支払うだけで医療（現物）を受けることが

できるということである。医療費の残りは保険の仕組みから医療機関に支払われることになっている。

この日本の医療保険制度により、世界でも希な日本の長寿社会が築かれたといっても過言ではない。

保険の種別として、主に自営業者、農業者や自由業の人等が加入する国民健康保険（国保）がある。国保は区市町村が保険者となるため、地域保険ともいわれる。会社等に勤務している場合は、被用者保険（社会保険）に加入する。被用者保険には、主に中小の企業等法人の勤務者とその家族が加入する全国健康保険協会健康保険（協会健保）、大手の企業の勤務者とその職員が加入する組合管掌健康保険、公務員や教職員が加入する共済組合などがある。また、被用者保険の退職者を対象とした退職者医療制度、さらにいずれかの医療保険加入者で75歳以上になると後期高齢者保険制度（長寿医療保険制度）で医療を受けることになる。その他、公費負担医療として福祉や公衆衛生などの面から医療費の一部を給付する制度や、生活保護法による医療扶助、労働者災害補償保険法に基づく医療保障制度などがある。

しかしながら、日本の超高齢化を迎え医療保険費用負担の増加という新たな問題を惹起している。当然のことながら、高齢になると何も疾患を持っていない人は希で、医療を受ける機会が多くなるのは必然である。超高齢社会の中では従来の保険医療制度を維持することが困難になってきている。日本の誇るこの医療保険制度を堅持するために、2008年に医療制度改革等により高齢者医療に対する制度改定が施行されたが、さらに制度の見直しが行われている。

従来の「老人保健制度」は、高齢者と現役世代の負担割合が不明確であったり、高齢者の保険料負担が国保や被用者保険に加入しているために、同じ所得であっても保険料負担が異なる等の問題点があったため、2008年に新たな「高齢者医療の確保に関

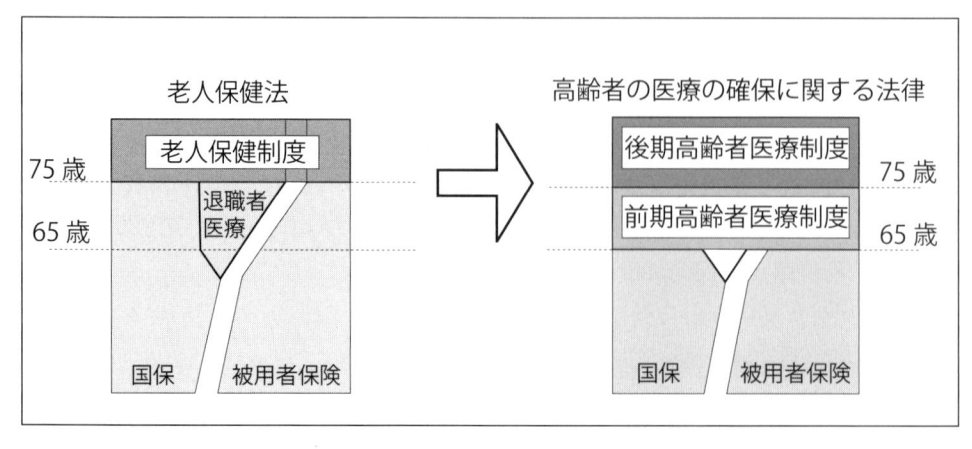

図7-6　2008年高齢者医療制度の改定

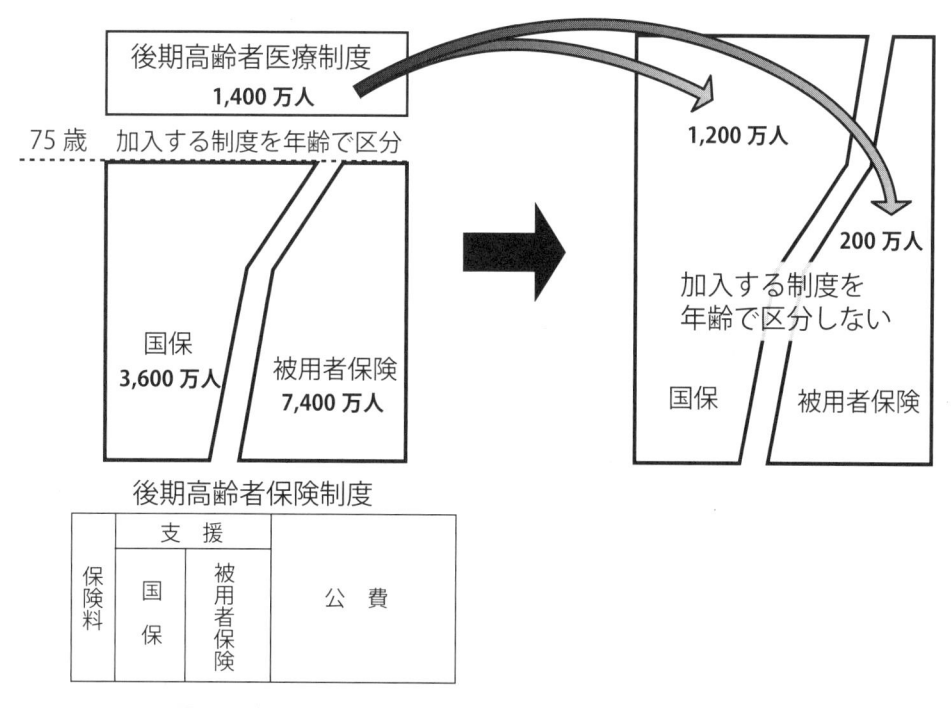

図7-7 新たな高齢者医療制度案 (厚生労働省「新たな制度に関する基本資料」より作成)

する法律」により現行制度となった。

現行の「高齢者医療制度」は75歳以上の後期高齢者を対象に独立した医療制度として創設された。また、65歳以上75歳未満の高齢者に対しては「前期高齢者医療制度」として制度間の医療費負担の不均衡を調整する制度として創設された。しかしながら、年齢による区分をはじめ傷病手当金を受けられないことや保険料を全額本人負担などの国民の十分な理解が得られなかったとして、見直すことになっている。

2010年12月に高齢者医療制度改革会議で「高齢者のための新たな医療制度等について」が取りまとめられた。

主な骨子としては、①高齢者の保険料の負担率を見直すとともに、各都道府県に財政安定化基金を設置し、高齢者の保険料の伸びを抑制できる仕組みとする。②現役世代と同じ制度に加入することで、患者負担が世帯単位で合算され、高額療養費により世帯あたりの負担額は軽減される。③高齢者の健康診査は、各保険者の義務とする。等により、現状の後期高齢者医療制度の問題点は改められる。また、後期高齢者医療制度の廃止を契機として、長年の課題であった国保の財政運営の都道府県単位化を実現し、国民皆保険の最後の砦である国保の安定的かつ持続的な運営を確保する。このまま国会を通過した場合、2013年の第一段階を経て2018年の施行を目指すという。

2. 医療費

国民医療費とは、公費負担を含んだ医療保険給付費、後期高齢者医療給付費、生活

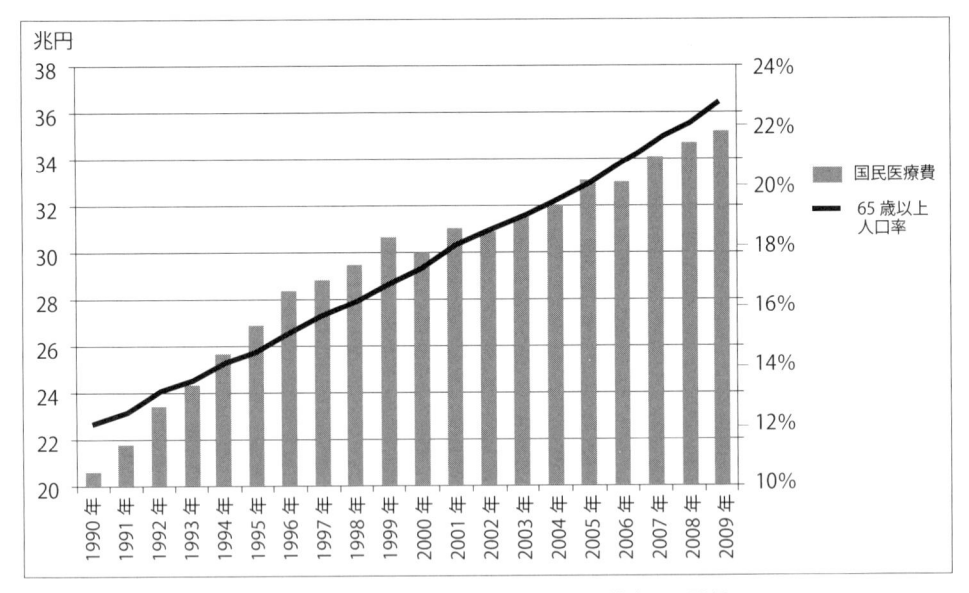

図7-8 国民医療費の推移と65歳以上人口比率との関係
(前掲、人口問題研究所及び厚生労働省大臣官房統計情報部「国民医療費」より作成)

保護などの公費負担給付費、窓口の一部負担金を含めたものの推計である。健康診断、予防接種、正常出産の費用、一般用医薬品などは含まない。

日本の国民医療費は、医療技術の進歩や人口増と高齢化に伴い増大してきた。平成21年度（2009年度）は35兆3000億円になっている。

医療費は平成12年の介護保険の導入により、高齢者医療の一部が介護保険に移行したのと、診療報酬の14年改正時に「医療制度改革（医療費抑制策）」が効を奏し減少したのと、18年改正

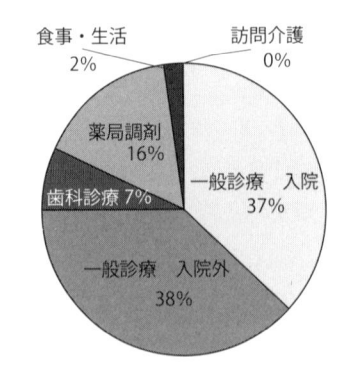

図7-9 平成20年医療費内訳（同上）

(±0.0％)で国民医療費の増減が見られなかった年を除き、戦後ずっと増加してきた。小泉政権時代に実施された「医療制度改革」とは、医療費の年間自然増2,200億円を抑制し10年間で11兆円の医療費の自然増を抑制する目的で計画された。日本の医療は「国民皆保険制度」により医療費のほとんどは医療保険の下で行われている。この医療保険は医療行為や医薬品、材料など細かな費用単価を国が決定しているため、日本全国何処でも同じ費用で診療報酬等が算定されている。このために貧富に拘らず同じ医療が受けられるという大きなメリットがあるが、日本全体の医療費をコントロールする場合も医療改正（通常は2年毎）で容易に行える。この医療制度改革により医療費抑制が行われ、病院閉鎖や医療機関の倒産件数が増加するなど、非採算診療科の閉鎖等国民生活に大きな弊害も出てきた。このことを受けて20年改正では見直しの改訂が実施された。

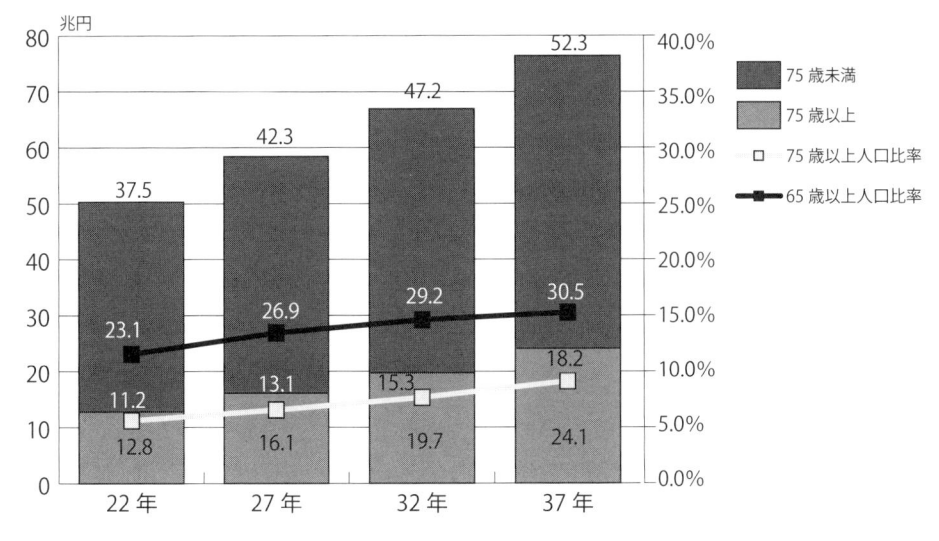

図7-10　医療費将来予測（同前）

　しかしながら、年金とともに医療費の増大は社会保障費の増大につながり、近年のリーマンショック以来の景気低迷に伴う税収減等、政府はその財源に苦慮しており、すべての歳出の見直しや歳入増加のための施策が急がれている。

　各部門の医療費の内訳は、医療政策を基にした医療費配分は図7-9の通りである。調剤医療費は医薬分業の進展により後述のように5兆円を超えている。また近年、グラフでは現れない程度の医療費総額ではあるが、訪問看護費も増えてきている。これは在宅医療が進展し始めた兆候といえる。

　医療費の将来予測は、さらなる高齢化に伴い増大すると推計されている。団塊の世代が75歳を迎える平成37年には53兆円弱になると推計される。

③　医薬分業と調剤医療費

　医薬分業率は、昭和49年以来増加し続けており、全国で60%程度になっている。東京都の分業率は飽和状態といわれる72%の近くまで進展している。調剤医療費も、国民医療費の14%以上となる5兆円を超えている。

　この費用に対する評価は、「費用対効果」で評価される。薬剤師としてのIdentityは医療や社会の中で受容されるかということで決まる。

　これからの薬剤師は、医療の現場で今まで以上に臨床医学に貢献することが大事になる。その為の初期段階としては、医療連携の輪に積極的に入っていくことであろう。現在では一部の病院の中で行われていたり、保険薬局でも在宅医療でも連携をとれる環境がある。また、一方で薬剤師スキル（化学者としての知識を含め）の向上に常に心

掛けることはいうまでもないが、医薬品に対し医師と違うとらえ方をすることも必要であろう。医療人は最終的に患者のQOLを上げる、あるいは下げない仕事をすることが最終目的となっていなければならない。

　いずれにしても、国民が納めている税金や保険料から報酬が支払われていることを自覚し、それに見合う社会貢献を心掛けることが肝要である。

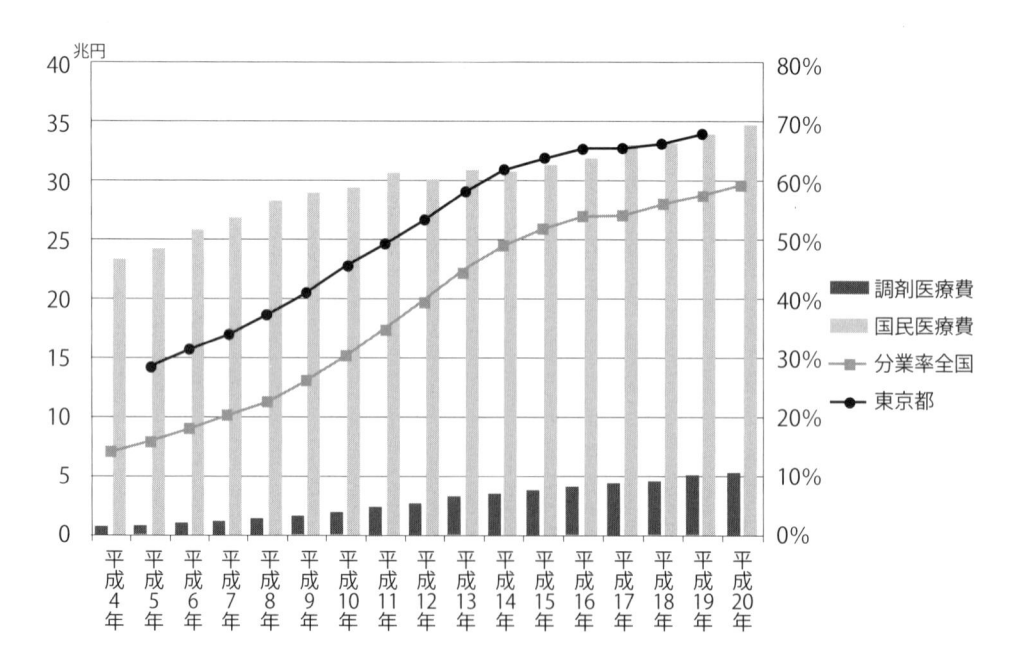

図7-11　医薬分業率と調剤医療費の推移

(前掲、厚生労働省大臣官房統計情報部及び東京都薬剤師会資料より作成)

Chapter 8 今後の病院経営における薬剤師の役割

1 医療施設の現状

1. 病院数の推移

現在日本で開業している病院、診療所などの数は、2011（平成23）年2月末の厚生労働省調査で総数176,762施設、病床数にすると1,725,942床である。図8-1にその内訳を示すが、病院は8,655施設で全体の5%である。1990年の調査では約19,600施設あったので20年間で半数以下になったことになる。ここでいう病院とは病床数20床以上で、診療所は20床未満である。

病床数を見ると病院の1,590,975床が全体の92%を占めているが、年々病床数は減少している（図8-2）。これは民間病院だけにとどまらず、公立病院（地方自治体の経営）も経営の悪化で閉鎖または規模の縮小を余儀なくされていることの表れである。公立病院では、特に2004年度にスタートした新人医師の臨床研修制度が影響しているともいわれている。大学病院を研修施設に選ぶ研修医が減ったため、多くの大学で派遣医師の引き揚げが始まった。そのため、派遣医師に頼っていた施設は診療科を縮小または閉鎖せざるを得ない状況となっている。

都道府県別に施設を見ると病院、診療所ともに東京が最も多く、反対に最も少ないのが鳥取県である（表8-1）。

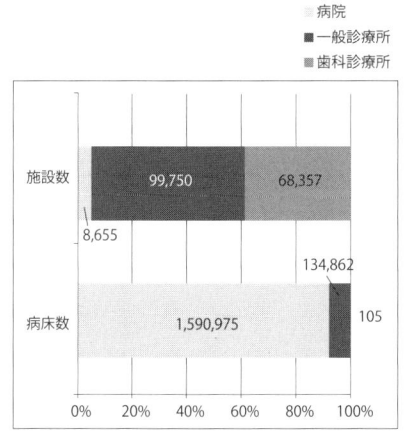

図8-1 医療施設の現状（2011年2月）
（厚生労働省統計データから作成）

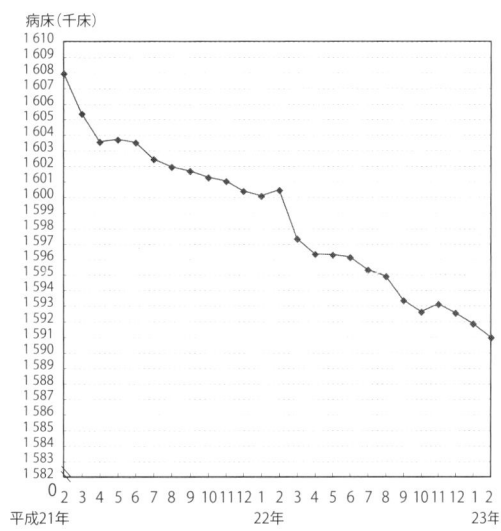

図8-2 病院病床数（出典　厚生労働省ホームページ）

表8-1 都道府県別施設数 (2011年2月現在) (厚生労働省データを一部改変)

		病院		一般診療所		歯科診療所
	全国	8655	全国	99750	全国	68357
01	東京	646	東京	12678	東京	10591
02	北海道	583	大阪	8227	大阪	5453
03	大阪	538	神奈川	6415	神奈川	4864
04	福岡	466	愛知	5044	愛知	3652
05	埼玉	348	兵庫	4952	埼玉	3421
06	兵庫	348	福岡	4482	千葉	3177
07	神奈川	343	埼玉	4056	北海道	3008
08	愛知	328	千葉	3671	福岡	3002
09	千葉	283	北海道	3379	兵庫	2964
10	鹿児島	266	静岡	2701	静岡	1770
11	広島	254	広島	2608	広島	1554
12	熊本	217	京都	2527	茨城	1407
13	静岡	186	茨城	1713	京都	1326
14	茨城	185	新潟	1659	新潟	1189
15	京都	175	岡山	1623	宮城	1056
16	岡山	174	宮城	1587	長野	1010
17	長崎	162	群馬	1570	岡山	1008
18	大分	160	長野	1559	栃木	988
19	宮城	147	岐阜	1554	群馬	968
20	山口	147	三重	1507	岐阜	935
21	愛媛	144	熊本	1451	福島	915
22	宮崎	142	福島	1448	三重	862
23	福島	139	栃木	1421	熊本	832
24	高知	137	鹿児島	1421	鹿児島	815
25	群馬	133	長崎	1417	長崎	734
26	長野	132	山口	1281	奈良	698
27	新潟	131	愛媛	1241	愛媛	694
28	徳島	114	奈良	1168	山口	669
29	富山	110	和歌山	1056	岩手	610
30	佐賀	110	滋賀	994	沖縄	590
31	栃木	109	大分	971	青森	569
32	青森	104	青森	925	滋賀	557
33	岐阜	104	岩手	921	和歌山	555
34	三重	102	山形	920	大分	549
35	石川	101	宮崎	898	宮崎	524
36	岩手	95	石川	865	石川	492
37	沖縄	95	沖縄	822	山形	483
38	香川	94	香川	821	香川	469
39	和歌山	92	秋田	816	秋田	457
40	秋田	76	徳島	798	富山	456
41	奈良	75	富山	768	徳島	442
42	福井	73	島根	740	佐賀	424
43	山形	68	佐賀	698	山梨	421
44	山梨	60	山梨	676	高知	364
45	滋賀	60	福井	594	福井	288
46	島根	54	高知	577	島根	283
47	鳥取	45	鳥取	530	鳥取	262

2. 薬剤師数の推移

薬剤師法では、2年ごとに薬剤師届出（薬剤師名簿登録番号、氏名、住所その他厚生労働省令で定める事項の届出）が義務づけられている。直近では2008年現在の届出薬剤師数が公表されている（表8-2）。

病院・診療所に勤務している薬剤師は50,336人で全体の18.8％である。20年前に比べておよそ1.3倍に増加している。これに対して薬局は135,716人で全体の50.7％を占

8 今後の病院経営における薬剤師の役割　79

表 8-2　薬剤師数の推移（各年 12 月 31 日現在）

	総数	病院・診療所	薬局	男	女
1988 年	143,429	38,339	45,963	61,109	82,320
1998 年	205,953	49,039	81,220	82,950	123,003
2008 年	267,751	50,336	135,716	104,578	163,173

出典：厚生労働省統計データ

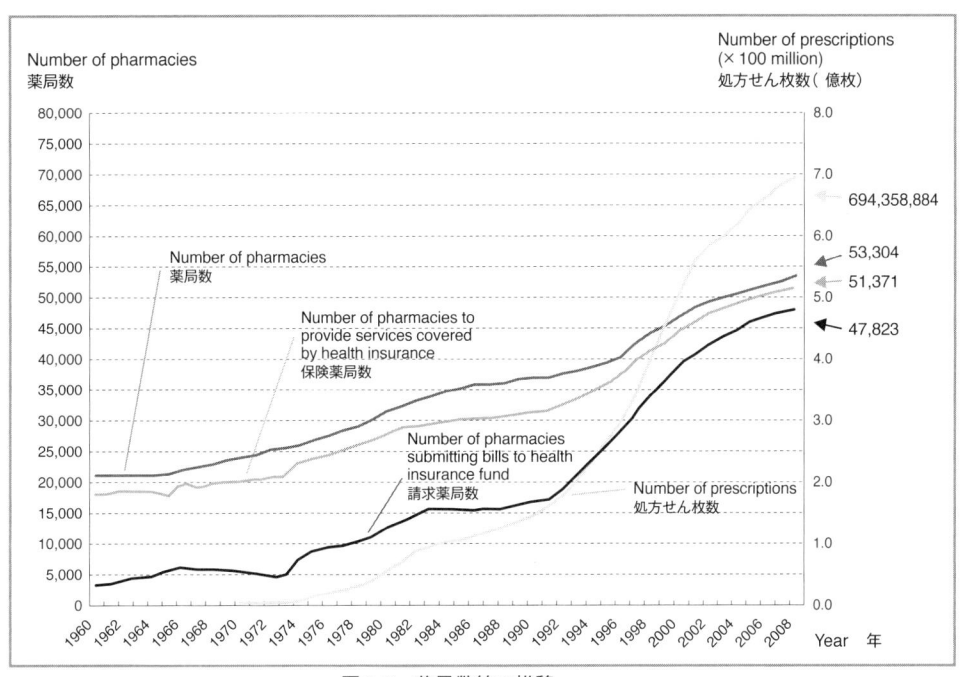

図8-3　薬局数等の推移

出典:日本薬剤師会HPより
Annual Report of JP（日本薬剤師会の現況）2008-2009

薬剤師法第九条
薬剤師は、厚生労働省令で定める二年ごとの年の十二月三十一日現在における氏名、住所その他厚生労働省令で定める事項を、当該年の翌年一月十五日までに、その住所地の都道府県知事を経由して厚生労働大臣に届け出なければならない。

表8-3　全国ドラッグストア総店舗数

調査年度	企業数	店舗数	増加店数
第1回2000年度	579社	11,787店	－
第2回2001年度	590社	12,558店	＋771店
第3回2002年度	641社	13,343店	＋785店
第4回2003年度	642社	14,103店	＋760店
第5回2004年度	671社	14,348店	＋245店
第6回2005年度	640社	14,725店	＋377店
第7回2006年度	621社	15,014店	＋289店

出典:日本チェーンドラッグストア協会（JACDS）

め、20年前のおよそ3倍の増加率で、保険薬局やドラッグストアが急速に伸びていることが分かる。日本薬剤師会の公表データによれば、保険薬局は20年前はおよそ30,000店舗だったが、2007年には51,000店舗を超えている（図8-3）。また、日本チェーンドラッグストア協会（JACDS）は、2000年度から全国のドラッグストア総店舗数を調査して2006年度までのデータを公表しているが、調査開始からの6年間でおよそ1.5倍に増加している（表8-3）。

このように、この20年間で薬局などに勤務する薬剤師数は飛躍的に伸びているのに対して、病院勤務の薬剤師はわずかな伸びである。しかしながら、全国の病院数が20年間で半減していることを考慮すれば、1施設あたりの薬剤師数は確実に増員していることになる。

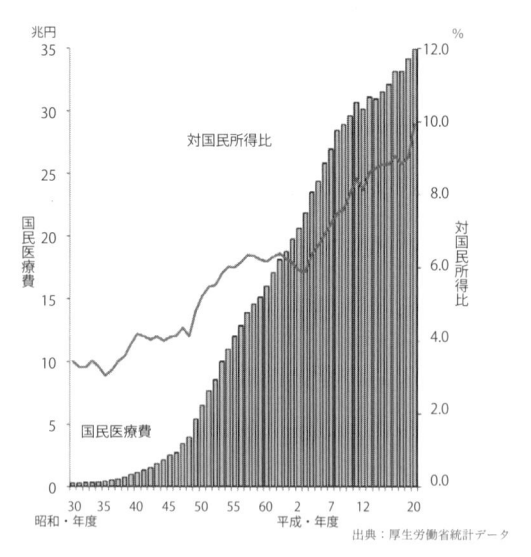

図8-4　国民医療費の推移

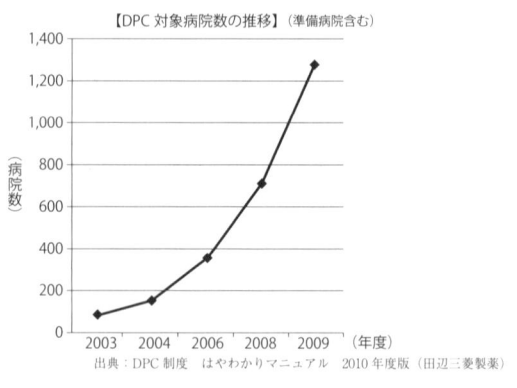

図8-5　DPC対象病院数の推移

② 日本の国民医療費

厚生労働省の直近の公式発表では、2008（平成20）年の国民医療費は総額34兆8,084億円で国民ひとりあたり272,600円、国民所得に対する比率は9.90％である。同じ年の調剤医療費が5兆4,402億円であるから約15.6％に相当する。20年前の総額18兆円のおよそ2倍近くまで増加している（図8-4）。

③ DPC対象病院とは

1．DPC対象病院の現状

入院患者を対象に診断群分類（DPC；Diagnosis Procedure Combination）によって包括払いが行われ、2003年4月から特定機能病院82病院を対象に導入された制度。

2010年8月現在1,390施設が対象になっている（図8-5）。

2. 包括払いとは

治療にかかる医療費が定額払いで診断内容によって額が決められている。2010年度の包括評価対象になる診断群分類は2,658分類である。

例として表8-4に関節リウマチの点数表を示した。関節リウマチでも手術の有無やその種類によって細かく分類され、さらに、入院期間によって点数が変わる。入院期間は長くなるほど点数が低くなるので、効率の良い治療を行い可能な限り入院期間を短くすることで高い点数が付く。言い換えると入院期間が短いほど病院の収入が増えるという仕組みになっている。

入院中にかかる要素のうち入院基本料や投薬・注射などはホスピタルフィー的要素で包括の対象になるが、手術料や麻酔料、リハビリ料などはドクターフィー的要素で包括対象外になり出来高払いになる。つまり、包括対象の要素をできるだけコストダウンすれば病院の収益が上がるという仕組みになっている。

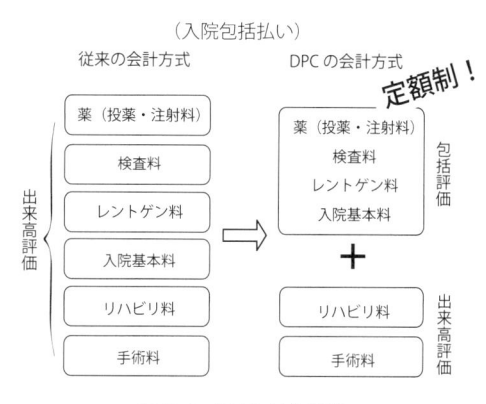

図8-6 DPC対象病院

表8-4 点数表例
【関節リウマチの点数表】

番号	診断群分類番号	傷病名	手術名	手術・処置等1	手術・処置等2	副傷病	重症度等	入院日（日） Ⅰ	Ⅱ	Ⅲ	点数（点）入院期間Ⅰ日以内	入院期間Ⅰ日を超えⅡ日以内	入院期間Ⅱ日を超えⅢ日以内
1035	070470xx99x0xx	関節リウマチ	なし		なし			7	14	35	2,869	2,120	1,802
1036	070470xx99x1xx	関節リウマチ	なし		1あり			3	21	62	5,665	4,803	4,083
1037	070470xx99x2xx	関節リウマチ	なし		2あり			14	27	60	2,455	1,790	1,522
1038	070470xx99x3xx	関節リウマチ	なし		3あり			6	14	35	3,017	2,328	1,979
1039	070470xx99x4xx	関節リウマチ	なし		4あり			4	13	37	3,843	3,338	3,004
1040	070470xx99x6xx	関節リウマチ	なし		6あり			1	2	4	11,922	9,754	8,779
1041	070470xx97x0xx	関節リウマチ	その他の手術あり		なし			5	17	44	2,692	2,195	1,866
1042	070470xx97x2xx	関節リウマチ	その他の手術あり		2あり			18	35	81	2,380	1,741	1,480
1043	070470xx03x0xx	関節リウマチ	筋肉内異物摘出術等		なし			5	10	24	2,441	1,804	1,533
1044	070470xx03x2xx	関節リウマチ	筋肉内異物摘出術等		2あり			11	22	46	2,242	1,657	1,408
1045	070470xx03x3xx	関節リウマチ	筋肉内異物摘出術等		3あり			15	29	59	2,424	1,769	1,504
1046	070470xx02x0xx	関節リウマチ	関節形成手術　肩、股、膝＋人工骨頭挿入術　肩、股等		なし			9	18	38	2,348	1,735	1,475
1047	070470xx02x2xx	関節リウマチ	関節形成手術　肩、股、膝＋人工骨頭挿入術　肩、股等		2あり			14	28	48	2,248	1,661	1,412
1048	070470xx02x3xx	関節リウマチ	関節形成手術　肩、股、膝＋人工骨頭挿入術　肩、股等		3あり			17	33	55	2,399	1,753	1,490

出典：DPC制度　はやわかりマニュアル　2010年度版（田辺三菱製薬）

4 病院の収支構造

　病院の収益（収入）は大きく分けて、医業収益と医業外収益に分類され、医業収益はさらに、入院診療収益と外来診療収益に分かれる。この入院と外来の収益は当然患者から支払われる診療費であり、患者数に影響するため病院では患者数の把握も大変重要な項目である。そして、総収益を延患者数で除したのが診療単価と呼ばれ、診療内容を把握するのに参考となる。入院（外来）単価が高くて、延患者数が多ければ病院にとっては嬉しい限りである。

　　　　入院診療単価（平均） ＝ 入院収益 ÷ 延入院患者数
　　　　外来診療単価（平均） ＝ 外来収益 ÷ 延外来患者数

　厚生労働省が定期的に公表している病院収支報告に医業収益・医業外収益の概要がある（表8-5）。病院の経営母体によってそれぞれの項目、特に構成比率（総収益に対する比率）に違いのあることが分かる。

1. 収入になる要素

　病院経営に大きく影響する病院収入であるが、患者から診療費として支払われる内容は次の通りである。

　　　　初診料　　再診料　　投薬料　　注射料　　処置料*　　手術料　　検査料
　　　　麻酔料　　リハビリテーション料　　画像診断料　　文書料　　など

　入院では、この他に、

　　　　入院基本料　　室料差額　　病衣代　　おむつ代　　など

　この中でDPC対象病院では網掛けの項目が包括になる（処置料*で1,000点未満は包括対象）。入院患者に限られるが、特に投薬料は病院の経営に影響を及ぼすくらいのウエイトがあるため、できるだけ安価な薬剤を使用することで定額の中から病院利益を上げることができる。つまり、DPC対象病院では後発医薬品（ジェネリック医薬品）の採用が必須になっている。

2. 支出される内容

　病院で支出される内容で最も比率の高いのが給与費で病院収入のおよそ50％である。その他、薬剤費、診療材料費などを差し引くと8％程度しか残らない。そのため、病院の経営を安定化するには給与費（人件費）や委託費をできるだけ抑え、さらに、薬剤費を抑えることが必須になる。しかし、このようなコスト削減はどの病院でも取り組んでいることであるが、表8-5に法人と個人を比較した病院収支報告があり、給与費、医薬品費ともに差のあることに注目したい。

　今後の病院経営における薬剤師の役割として、病院経営に影響を及ぼす薬剤費の検

8 今後の病院経営における薬剤師の役割

討には積極的に参画する必要がある。採用薬剤の品目数を抑えるとともに、適切な使用方法がなされているかどうかの検証、さらに、ジェネリック医薬品の採用を促進するための検討が期待されている。

表8-6に病院の規模、運営組織別の医薬品費率を示した。表8-5と同様に組織の差を示しており、注目すべきは、公的病院の方が個人病院に比べて比率が高いことである。

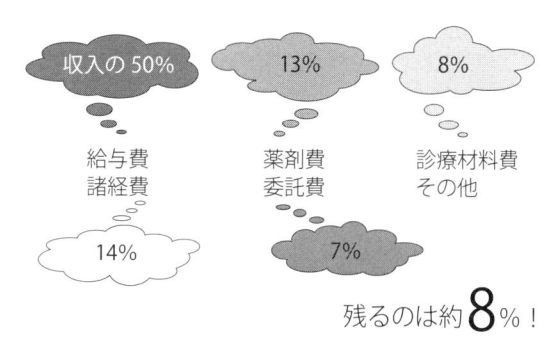

収入の50% 給与費・諸経費
13% 薬剤費・委託費
8% 診療材料費・その他
14%
7%
残るのは約 **8%**！

図8-7 病院支出の内容

表8-5 病院収支報告

一般病院 （集計2） （1施設当たり損益）

	法人・その他全体 19年6月 金額 千円	法人・その他全体 21年6月 金額 千円	法人・その他全体 19年6月 構成比率 %	法人・その他全体 21年6月 構成比率 %	金額の伸び率 %	個人 19年6月 金額 千円	個人 21年6月 金額 千円	個人 19年6月 構成比率 %	個人 21年6月 構成比率 %	金額の伸び率 %	全体 19年6月 金額 千円	全体 21年6月 金額 千円	全体 19年6月 構成比率 %	全体 21年6月 構成比率 %	金額の伸び率 %
Ⅰ 医業収益	194,736	228,548	96.1	97.0	17.4	63,964	86,090	85.9	90.1	34.6	190,126	222,597	96.0	96.9	17.1
1. 入院診療収益	132,704	154,164	65.5	65.4	16.2	40,960	62,077	55.0	65.0	51.6	129,470	150,318	65.4	65.4	16.1
2. 特別の療養環境収益	2,373	3,049	1.2	1.3	28.5	797	1,578	1.1	1.7	98.0	2,318	2,987	1.2	1.3	28.9
3. 外来診療収益	54,258	62,755	26.8	26.6	15.7	21,286	20,310	28.6	21.3	-4.6	53,096	60,982	26.8	26.5	14.9
4. その他の医業収益	5,400	8,580	2.7	3.6	58.9	921	2,125	1.2	2.2	130.7	5,243	8,310	2.6	3.6	58.5
Ⅱ 介護収益	7,876	7,076	3.9	3.0	-10.2	10,522	9,481	14.1	9.9	-9.9	7,969	7,177	4.0	3.1	-9.9
1. 施設サービス収益	6,289	5,370	3.1	2.3	-14.6	10,091	9,196	13.5	9.6	-8.9	6,423	5,530	3.2	2.4	-13.9
2. 居宅サービス収益	1,320	1,459	0.7	0.6	10.5	336	254	0.5	0.3	-24.4	1,286	1,409	0.6	0.6	9.6
（再掲）短期入所療養介護分	61	75	0.0	0.0	23.0	0	0	0.0	0.0	—	59	72	0.0	0.0	22.0
3. その他の介護収益	267	247	0.1	0.1	-7.5	94	31	0.1	0.0	-67.0	261	238	0.1	0.1	-8.8
Ⅲ 医業・介護費用	211,178	244,651	104.2	103.8	15.9	69,388	89,365	93.2	93.5	28.8	206,179	238,165	104.1	103.7	15.5
1. 給与費	113,734	130,786	56.1	55.5	15.0	37,590	47,089	50.5	49.3	25.3	111,050	127,290	56.1	55.4	14.6
2. 医薬品費	26,914	31,075	13.3	13.2	15.5	8,957	10,440	12.0	10.9	16.6	26,281	30,213	13.3	13.1	15.0
3. 給食用材料費	2,067	2,293	1.0	1.0	10.9	1,247	1,236	1.7	1.3	-0.9	2,038	2,249	1.0	1.0	10.4
4. 診療材料費・医療消耗器具備品費	18,123	21,260	8.9	9.0	17.3	3,917	4,535	5.3	4.7	15.8	17,622	20,562	8.9	8.9	16.7
5. 委託費	13,429	15,500	6.6	6.6	15.4	3,854	6,986	5.2	7.3	81.3	13,091	15,145	6.6	6.6	15.7
6. 減価償却費	11,220	13,157	5.5	5.6	17.3	1,627	1,974	2.2	2.1	21.3	10,882	12,690	5.5	5.5	16.6
（再掲）建物減価償却費	4,704	5,451	2.3	2.3	15.9	822	841	1.1	0.9	2.3	4,568	5,258	2.3	2.3	15.1
（再掲）医療機器減価償却費	3,932	4,644	1.9	2.0	18.1	494	637	0.7	0.7	28.9	3,811	4,476	1.9	1.9	17.4
7. 設備関係費	8,577	10,484	4.2	4.4	22.2	5,105	6,670	6.9	7.0	30.7	8,455	10,325	4.3	4.5	22.1
8. 経費	14,624	17,495	7.2	7.4	19.6	6,707	10,378	9.0	10.9	54.7	14,345	17,198	7.2	7.5	19.9
9. その他の医業費用	2,491	2,600	1.2	1.1	4.4	383	57	0.5	0.1	-85.1	2,416	2,494	1.2	1.1	3.2
Ⅳ 損益差額（Ⅰ+Ⅱ-Ⅲ）	-8,565	-9,028	-4.2	-3.8	—	5,098	6,206	6.8	6.5	—	-8,084	-8,391	-4.1	-3.7	—
Ⅴ その他の医業・介護関連収益	9,961	13,779	4.9	5.8	38.3	1,275	1,534	1.7	1.6	20.3	9,655	13,267	4.9	5.8	37.4
Ⅵ その他の医業・介護関連費用	5,123	7,059	2.5	3.0	37.8	1,079	1,534	1.4	1.6	42.2	4,980	6,828	2.5	3.0	37.1
Ⅶ 総損益差額（Ⅳ+Ⅴ-Ⅵ）	-3,727	-2,307	-1.8	-1.0	—	5,294	6,206	7.1	6.5	—	-3,409	-1,952	-1.7	-0.8	—
Ⅷ 税金	1,290	1,527	0.6	0.6	18.4	—	—	—	—	—	—	—	—	—	—
Ⅸ 税引後の総損益差額（Ⅶ-Ⅷ）	-5,017	-3,835	-2.5	-1.6	—	—	—	—	—	—	—	—	—	—	—
施設数	821	757	—	—	—	30	33	—	—	—	851	790	—	—	—
平均病床数	181	192	—	—	—	100	138	—	—	—	178	190	—	—	—

（注）個人立の病院の総損益差額からは、開設者の報酬となる部分以外に、建物、設備について現存物の価値以上の改善を行うための内部資金に充てられることが考えられる。

出典：厚生労働省統計データ

表 8-6　医薬品費率

病院規模 \ 病院開設者	全開設者	自治体病院 全自治体病院	自治体病院 都道府県・指定都市	自治体病院 自治体市町村・組合	その他公的	私的病院 全私的病院	私的病院 公益・社会福祉法人	私的病院 医療法人	私的病院 個人	その他	国立	大学
全病院	15.7%	15.7%	16.1%	15.5%	18.1%	12.2%	13.8%	10.9%	8.6%	15.6%	14.6%	22.5%
全一般病院	15.8%	15.9%	16.5%	15.5%	18.1%	12.4%	14.0%	11.0%	8.5%	15.6%	15.0%	22.5%
20〜99床	14.7%	16.4%	12.3%	16.9%	16.5%	11.4%	3.7%	10.8%	10.5%	28.7%	—	—
100〜199床	12.9%	14.7%	14.0%	14.9%	16.3%	10.0%	11.6%	9.2%	6.6%	12.8%	7.1%	—
200〜299床	13.6%	13.6%	11.0%	14.7%	16.8%	10.6%	11.8%	9.7%	9.4%	15.7%	5.6%	—
300〜399床	15.4%	14.9%	16.9%	14.3%	18.3%	12.5%	12.1%	12.5%	—	15.0%	8.9%	28.5%
400〜499床	15.4%	15.4%	16.9%	14.9%	17.4%	10.4%	12.3%	9.4%	—	10.7%	13.6%	—
500〜599床	16.4%	16.6%	18.3%	15.7%	17.5%	12.5%	11.9%	13.5%	—	—	17.3%	—
600〜699床	17.6%	17.1%	17.6%	16.6%	18.6%	15.5%	14.0%	15.4%	—	16.9%	17.1%	18.8%
700床〜	19.2%	18.4%	16.9%	21.0%	21.1%	18.2%	18.3%	15.4%	—	21.4%	16.1%	—
199床未満	13.2%	15.1%	13.7%	15.4%	16.3%	10.2%	11.2%	9.5%	7.9%	13.9%	7.1%	—
200床以上	16.2%	16.0%	16.7%	15.6%	18.3%	13.2%	14.3%	11.8%	9.4%	16.2%	15.1%	22.5%
地域医療支援病院	15.5%	14.3%	14.9%	13.6%	17.9%	12.9%	13.9%	10.8%	—	18.1%	16.7%	28.5%
特定機能病院	22.5%	22.5%	22.5%	—	—	—	—	—	—	—	22.6%	21.3%

全国公私病院連盟　社団法人　日本病院会　平成21年　病院経営実態調査報告　医薬品費／医業収益

5　病院薬剤師が関与する保険点数（診療報酬）

　平成22年度に診療報酬改定が行われ、病院薬剤師の業務評価が若干ではあるが高まった。現在、病院に勤務する薬剤師が業務を行うことで付加される主な保険点数（1点＝10円）は以下の通り。

```
1. 薬剤管理指導料
    ➢ 患者1人につき週1回、月4回限度
        ・救命救急入院料等算定患者              430 点
        ・ハイリスク薬投与患者                  380 点
        ・上記以外                              325 点
    ➢ 加算
        ・麻薬管理加算（1回につき）             50 点
        ・医薬品安全性情報等管理体制加算（入院中1回）  50 点
2. 退院時薬剤情報管理指導料（退院日1回）         90 点
3. 外来化学療法加算1                            550 点
        （15歳未満の患者に対して行った場合　750点）
    外来化学療法加算2                            420 点
        （15歳未満の患者に対して行った場合　700点）
    無菌製剤処理料（閉鎖式接続器具を使用した場合、1日につき）  100 点
4. 無菌製剤処理料1（悪性腫瘍に対して用いる薬剤）  50 点
        閉鎖式接続器具を使用した場合             100 点
    無菌製剤処理料2（1以外のもの）               40 点
5. 栄養サポートチーム加算（入院中、週1回）       200 点
6. 感染防止対策加算（入院初日）                  100 点
```

400床の病院を例に年間の算定件数が以下の場合
- ➢ 薬剤管理指導患者数3,500人（成人）として
  - ・薬剤管理指導　　　　　　　　　　　　5,000件
    （内、ハイリスク薬投与患者への指導3,000件）
  - ・退院時指導　　　　　　　　　　　　　1,000件
  - ・麻薬指導　　　　　　　　　　　　　　1,000件
  - ・医薬品安全性情報等管理体制加算　　　3,500件
- ➢ 抗がん剤ミキシング　　　　　　　　　　2,500件
    （内、入院患者投与1,000件、閉鎖式接続器具使用500件）
- ➢ 感染防止対策加算　　　　　　　　　　　8,000件（年間入院患者数）
    栄養サポート　　　　　　　　　　　　　1,000件

これらを合計すると3,835万円。現在の病院薬剤師は、病棟を中心に業務を行うことで病院収入をサポートし病院経営に貢献することができる。

6 持参薬の活用

1. 持参薬とは

入院時に患者が病院に持ち込む薬剤のことで、一般に入院前の外来受診でもらった薬剤や他科でもらった薬剤、そして、自分で購入したOTC薬（Over The Counter Drug；一般用医薬品）が中心である。しかし最近は、この他に健康食品に分類されるものも多く含まれるのが特徴である。

2. 持参薬活用のメリット

以前は持参された薬剤を看護師が病棟で管理していて、専門的な知識がなかったために誤投薬してしまう事故が全国的に発生していた。

近年は、薬剤師が関与する方向に進んでおり、入院時に患者が持参した薬剤のすべてを医薬品の専門家である薬剤師がチェックを行い調査票を作成する。電子カルテを運用している病院では、電子カルテへの登録が可能で情報の共有が可能になる。薬剤師が関与することで医療安全面でのメリットが大きいだけでなく、持参薬を積極的に活用することで院内での余分な薬剤費を抑えることができる。ある大学病院では、持参薬の費用を調査したところ年間で2～3億円の負担軽減ができたとの報告もある。また、薬剤師が持参薬の調査を行う際に、持参した患者または家族から情報を得るために面談を行うことで薬剤管理指導料の算定も可能になる。

つまり、持参薬をうまく活用することで、医療安全面でのメリット、薬剤費の節約、薬剤管理指導料の算定が行える。

7 地域医療と薬薬連携

1. 地域医療

　病気になったらすぐに病院にかかるという習慣を大きく変えつつあるのが地域医療である。セルフメディケーションの概念で、軽い症状であればかかりつけの薬局に行き、薬剤師に相談してOTC薬を選択してもらう。もし、薬剤師の判断で医療機関を受診する必要性があれば適切な医療機関を紹介してもらうこともできる。これが地域医療連携で病院志向型の医療から変わりつつある。

　また、いきなり病院の専門医にかかるのではなく、地元でかかりつけの開業医を受診して総合的に診断してもらう、いわゆる総合医（ジェネラリスト）によるプライマリーケアも重要視されている。

　一方、病気にならないように地域で予防活動や健康増進のための活動が行われることも多くなってきた。

2. 薬薬連携

　病院や診療所と保険薬局の連携は大変重要で、情報を共有することで医薬品の適正使用、副作用の回避、調剤方法の統一化、患者の服薬サポートなどが可能になる。

　また、入院を視野に

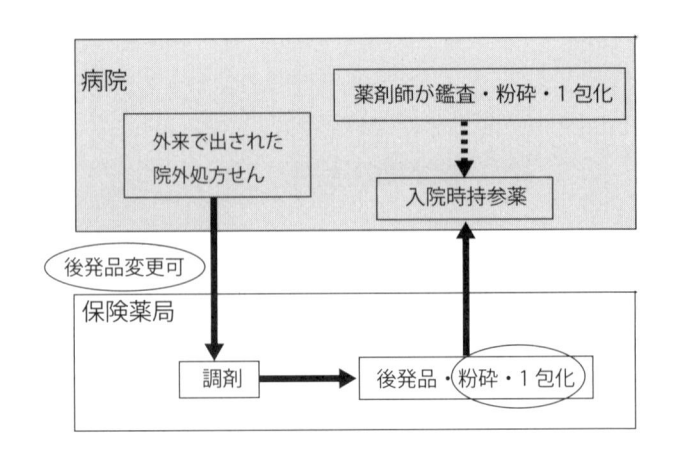

図8-8　「薬局発」の持参薬を管理していくことも薬薬連携の一環である

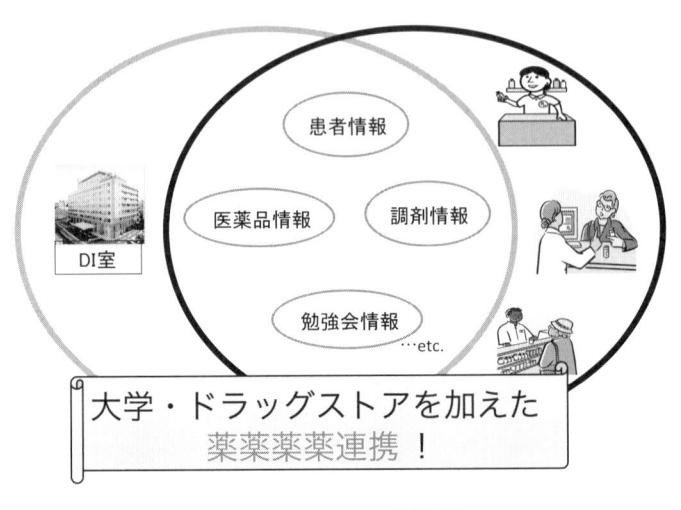

図8-9　これからの薬薬連携……

入れた処方計画や調剤方法の指示を患者の外来受診時に行うことで、前項に紹介した持参薬の活用にもつながる。

　これからの薬薬連携は医療機関と保険薬局が情報を共有するだけにとどまらず、地域の中核病院は地域の情報発信源として活用されるよう情報の整備が求められている。そして、薬剤師のスキルアップのためには大学も加わり公開講座や研修会を通じて連携が行われている。さらに最近では、OTC薬とともに健康食品やトクホ（特定保健用食品）の需要が伸び、ドラッグストアの連携も忘れてはならない。

　そのため、病院（診療所、開業医）、保険薬局、大学、ドラッグストアを合わせた薬薬薬薬連携が求められているのが実情である。

　この地域医療と薬薬連携は病院経営に無関係のように思われるが、実は大変重要な意味を持っている。病院に患者が来なければ病院が衰退してしまうのは必至で、病院経営を安定させるには地域の評判は絶対に無視できない。地域の開業医や診療所から病院への紹介、保険薬局から医療機関への紹介、そして、医療機関から保険薬局への院外処方せんの還元。これらの連携があればこそ患者にとって充実した医療が受けられ、その安心感、満足感は病院への信頼となり、この信頼こそが病院経営を安定させる。

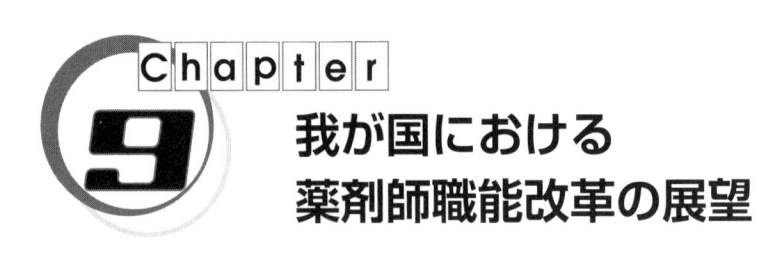

Chapter 9 我が国における薬剤師職能改革の展望

1 医薬分業の歴史

　薬剤師の役割について、まず、考えてみたい。我が国の薬剤師は、歴史的には非常に厳しい道を歩んできた。日本が明治時代になり、欧州の様々な制度を取り入れたが、医制はドイツの制度を主に導入し、1874年、76条からなる『医制』が制定された。完全な医薬分業が規定され、医師には調剤権はなく、薬舗の兼業は禁止された。それまで、日本では、漢方医、薬師といわれるように薬と医は一致しており、欧州風に医と薬を分け治療に向かうという方式に大きな抵抗があり、加えて、この制度を担う薬剤師数が十分でないことが指摘された。1889年に制定された薬律『医薬営業並薬品取扱規則』の附則に、「医師ハ自ラ診療スル患者ノ処方ニ限リ……自宅ニ於テ薬剤ヲ調合シ販売授与スルコトヲ得」が入り、事実上、医薬分業体制は空洞化された。それを受けて、明治薬科大学の創立者である恩田剛堂先生が、「薬剤師が少ないのであれば、薬剤師を作ろう。それによって欧州風の医療体制を作ろう」ということを決意され、明治薬科大学の前身である明治薬学専門学校を創立された。これが1902年である。明治薬科大学は、まさに社会から要望される薬剤師を養成し、医薬分業を日本で確立したいという気持ちから創立されたものであり、これが明治薬科大学の建学の基本的な目的、精神になっている。この様な目的指向性が明確な薬学部・薬科大学は他になく、誇りにすべきものである。

　医薬分業は、絶対王政下の欧州を起源としている。その目的は、国王が陰謀に加担する医師によって毒殺されることを防ぐため、病気の診察あるいは死亡診断書を書く医師と、治療にも毒殺にも使う薬を管理する薬剤師とを厳密に分け、その制度によって国王の生命を守ることを図ったとされる。薬というのは、生理活性を有し、疾病に対し有効性があるもので、一方、裏返しとして、非常に有害なものである。こ

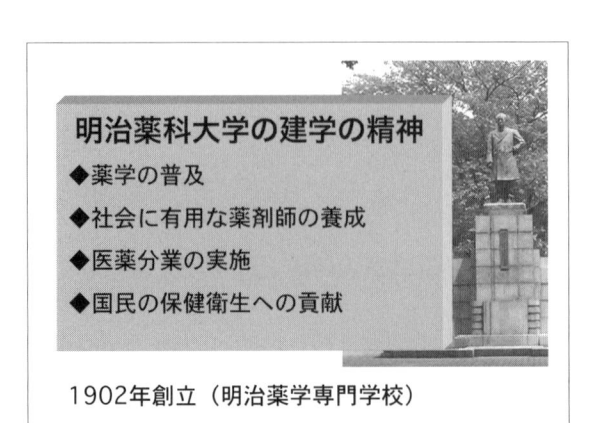

明治薬科大学の建学の精神
◆薬学の普及
◆社会に有用な薬剤師の養成
◆医薬分業の実施
◆国民の保健衛生への貢献

1902年創立（明治薬学専門学校）

のような特性から、非常に貴重で高価なものともなっている。そのため、厳密な管理が求められる物質である。そこで、薬に対する医師と薬剤師の役割を分け、薬の持つ有害な性質、さらに、取り扱いを放置すると不当な価格で販売され、また、にせ薬が出回ってしまう可能性も有する、そういう性質を封じ込めて、社会と個人にとって有益な性質のみを引き出そうとした。これがいわゆる医薬分業の基本的なスタンスと考え方である。

医薬分業制度において、欧州の薬剤師は医薬品の独占的な販売権を得、医師からは独立して調剤権を国家から認められた。その代わり義務として、いつでもどこでも必要な薬を、必要な国民に供給する、薬の危険性から国民を守る、薬の有効性、安全性の管理、それらすべてを薬剤師が管理する責任が課せられた。このような内容が医薬分業であり、薬剤師の役目となってきた。

第二次大戦の敗戦後、連合国の指導により、改めて欧米風の近代的な医療体制を日本でも構築することが志向され、薬事法や薬剤師法、医師法等の作成が行われた。そのときに欧米では完全な医薬分業が進んでいたことを背景に、完全な医薬分業を基本にした法案が提案された。しかし、調剤に対する医師の従来の既得権を維持しようとする力が強く、薬剤師による調剤には「医師、歯科医師、獣医師が、特別の理由があり、自己の処方箋により自らする時を除く」という但し書きが入った。明治時代と同様に、事実上医薬分業が骨抜きとなった。

戦後、時間が経過するに従い、日本の戦後の医療の中で、薬の取り扱いが、非常に大きな問題を生じさせた。薬は事実上、国家管理されている面が強く、たとえば薬価は国が決めている。また、現在、我が国は国民皆保険であり、使われた薬の費用は、国が決定した価格に従って医療機関に支払われる。薬の購入は医療機関が行う。購入価格を安くすると、国が決めた価格との間に差額が出る、それが薬価差益であり、医療機関の益になる。しかも医薬分業がほとんどできていないため、医師が処方

箋を書くとともに調剤をしてしまっている。医師の技術、医師が診断や治療のための行為に対する報酬が非常に低く抑えられ、一方、薬に関しては、処方箋に薬の種類と量を増やせば、差益がどんどん増えていく。これらを背景に、結局、医師は薬を必要以上に多く出してしまうという傾向が強く出てきた。

それでも医薬分業が明確であり、薬剤師が医師とは独立して第三者的に管理するスタンスと能力を確立しておれば、そういうことは起こさせない、「これは無駄な薬じゃないのですか？」「副作用が起きていないか？」というようなことで、チェックできると考えられるが、これがまったくできていなかった。医師の指示の下でしか薬剤師は働けない状態であり、チェックができない。そのために、世界的に稀に見る、薬が多く使われた国になり、薬害も多く生み出すことになった。

厚生省は、このような状況を打開するために、ひとつは薬を処方箋に書くことでは利益が出ないような仕組みに変える、もうひとつは医薬分業を実質的なものにし、医師が出した処方箋を薬剤師が第三者的に評価していく、あるいは監視していくような制度を作ること、この2つがどうしても必要だということで、医薬分業体制を実質化させることが企図された。

医薬分業は、事実上、国による政策誘導、利益誘導を主な力として進められた。即ち、医師に対しては、処方箋を出すことに対し報酬を付け、一方で、薬価を下げ、薬価差益を小さくするという政策をとり、医師自らが薬の種類と量を処方の中で増やすことで収入が多くなるという背景を抑制した。このように、強力な政策誘導、利益誘導によって、分業が進んできた。医薬分業制度は、経済的な面では見かけ上目的を果たした面もあるが、一方、医師が出した処方箋を薬剤師が第三者的に評価していく、あるいは監視していくという内実面の目標に対する成果が弱いままで、分業が進行するという傾向を有していた。

2011年の3月までに、全国平均で6割を超える処方箋は院外に出ている。病院から出せない処方箋があるので、院外に出るのは最大が7割台だといわれており、ほぼ院外に出る条件の処方箋は院外に出て行っている状況にまで到達してきている。これは約20数年の歴史を経てきた結果である。

2 医薬分業の現状と問題点

我が国の歴史でいけば、ほんの20数年という状況。この中で強力に、院外処方箋率が6割を超えるまで持ってきたというのが、現在の日本における医薬分業の状態である。薬価差益を頭に入れて医師の医療行為が行われる状況はなくなりつつある。しかし、一方、いろんな矛盾を抱えてきている。

ひとつは、薬剤師自らが医薬分業の本質を支える気概と能力と体制を作り上げる前に、行政的な政策誘導を中心として分業が進められてきたことから生み出されてき

いる。外来処方はどんどん医師から出てくる。しかしその場合に、従来病院で調剤していた薬剤師にとっては、狭い意味での調剤を行うという薬剤師の病院内での役割は減少することになる。そのため、まず出てきたことは、調剤をする必要がないので定員を減らそうということで、一時病院の薬剤師数が下がる傾向が出てきた。分業後の病院薬剤師が病院内での薬剤師の活動を転換させ、薬局ブースから病棟へ飛び出し、実際に患者さんの薬物治療に面と向かって対応する薬剤師、患者さんから信頼を受ける薬剤師、病院経営者、他の医療スタッフから信頼され頼られる薬剤師への活動へ変革していくこと、これが、ほぼこの10数年必死になって、病院薬剤師が取り組んできた活動の方向であった。すばらしい成果が出てきており、逆に薬剤師数が増えた病院も出てきているが、のちに述べるが、平均的には不十分さが見える。

　病院から出た処方箋の受け皿として地域の中の保険薬局に目が向けられたが、我が国では、いわゆる門前薬局といわれる薬局が多量に出現した。病院の前、周辺に薬局がたくさん並ぶという光景をよく見かける。そうすると、そこの薬局に来る処方箋というのは、目の前の病院からが大半であるという状況となるため、結局、病院に従属し、第三者として独立した立場が取り得ないという懸念が生じる。加えて、病院内の薬局が、事実上、病院の前に移動しただけという状態になり、患者さんとよく話して薬剤師の視点から患者さんの状態を把握するという時間が取れない、患者さんへの説明時間が取れない、どうしても調剤中心の業務から抜け出せないなど、薬剤師も、今までの調剤を中心とする業務と変わらない状況から抜け出せない悩みを抱えることとなった。患者さんは処方箋を受けるためにお金を払い、それから薬局での調剤で、さらにお金を払い、この行為だけに限定すると、患者のメリットはほとんどない、かえって負担が増えることになる。分業を行っている患者側のメリット、社会全体のメリットを患者さん自身が、また、社会全体が明確に認識できる状況を作り上げる必要がある時期に来ているといえる。数だけは、ほぼ完全に分業になって来たわけで、ほとんど行われていなかった時代に比べると、随分社会的な状態はよくはなってきたが、一方の歪みを改善し、内容面でさらに充実していくことが望まれる時期に来ていると考えられる。

　薬局は病院の目の前にあるのではなく、地域全体に広げて、患者さんには、かかりつけ薬局というかたちで住居の近くの薬局に来ていただき、ゆっくりと薬剤師と話していただく、また、複数の医療機関から処方箋が来ることによって、薬局がある特定の病院に経済的に従属することがなくなり、医

医薬分業の現在の矛盾と解決策

門前薬局
- 薬局が1:1の関係から、病院からの独立した立場が取れない
- 病院薬局から移動しただけであるため、説明時間がとれない、一括した患者の薬歴管理ができない
- 調剤中心の業務から抜け出せない
- 患者の受けるメリットが少なく、却って不効率、不経済となる

面分業への展開
- 門前薬局への集中の抑制（保険点数）
- かかりつけ薬局のメリットについての患者の理解
- 薬局薬剤師の地域住民とのむすびつき

師から独立して薬剤師の機能が果たせるようにする、これが地域医療の中の保険薬局像である。さらに、今までは患者さんは病院で入院し、病院を中心とした治療を進めるという流れで来た。しかし、疾病構造も変化し、現在、いろいろな意味で病院中心の医療では対応できなくなり、患者さんは在宅で、地域の中で、生活されながら治療を継続するという状況に変化してきている。その面で、地域に存在する薬局が、地域住民と結びついて、治療を行う役割が重要であると位置づけられるようになり、薬剤師が地域で患者の薬物治療を支えていく存在として能力を向上させることが期待されてきている。そういう点では、病院の門前に局在した薬局というのは、今後の医療が向かう方向からすると、やりにくいシステムということになる。このような傾向はいよいよ強まることが推察される。

3 世界の薬剤師の動向

それでは、世界ではどうなのだろうか。1990年に世界的には薬剤師の活動を大きく変換させる動きが取られた。そのときに打ち出されたのが、ファーマシューティカル・ケア（Pharmaceutical Care）という概念である。それまで、世界でも薬剤師は処方箋を中心に調剤をする活動に限定されている傾向が強かったが、1980年の後半から、患者のQOLを改善するため、はっきりとした結果を示す薬物治療を、薬剤師が責任を持って遂行しようという意識と概念が主張されてきた。患者に対し、医療施設と協力して、特定の治療効果をもたらす薬物治療の方針を計画、実施、モニターすることが薬剤師の基本的な仕事ではないかということが強調された。そのために、今までのいわゆる狭義の調剤という行為の中の、薬剤師でなくても行える部分は、思い切って薬剤師の仕事から切り離すことを決意し、制度を変える国も出てきた。

この様に、薬剤師はファーマシューティカル・ケアを実践するプロフェッショナルだという位置づけに変えてきた。日本が医薬分業を実質的な制度としなければと、行

ファーマシューティカル・ケアの概念
C. Hepler, AJHP; 47,539, 1990

患者のQuality of Lifeを改善するためはっきりとした結果を示す**薬物治療を、責任をもって遂行する**ことである。
1. 疾病の治療
2. 患者の症状の除去又は軽減
3. 疾病の進行を止めたり、遅らせたりすること
4. 疾病又は症状の予防

薬剤師が患者や他の医療職種の人々と協力し、当該患者に特定の治療効果をもたらす**治療方針を計画、実施、モニター**する
1. 実際に使用する又は想定している医薬品に関係した諸問題をはっきりさせること
2. 実際の医薬品に関係した諸問題を解決すること
3. 想定される医薬品に関係した諸問題の発生を未然に防止すること

"Pharmacists should move from behind the counter and start serving the public by providing care instead of pills only. There is no future in the mere act of dispensing. That activity can and will be taken over by the internet, machines, and/or hardly trained technicians. The fact that pharmacists have an academic training and act as health care professionals puts a burden upon them to better serve the community than they currently do."
(From: Pharmaceutical care, European developments in concepts, implementation, and research: a review.)

薬剤師は単に調剤行為のみを行っているのでは未来がない。health care professionalsとして教育され、行動をとるということが、従来の薬局内から出て、薬剤師が新たなサービスを世の中に提供していくための基礎条件である。

政が引っ張っていたときと、ちょうど時期が一致している。

　FIP（世界の薬学連合）という薬剤師の集まりの組織が2006年に出した文書に、次のような文が引用されている。「薬剤師は単に調剤行為のみを行っている時代ではない。調剤行為のみでは薬剤師に未来はない。ヘルスケアプロフェッショナルとして教育され、行動を行うことが、薬剤師が薬局内から出て新たなサービスを世の中に提供するための基礎条件である。」だから、その教育を世界中でやろうという呼びかけである。これが世界の薬剤師の会の基本的な教育の考えになっていることは知っておく必要がある。

4　我が国における医療改革

　我が国において、疾病治療では、現在に至るまで薬物治療がその中心を占めてきたにも拘らず、国民からの信頼感は薄い状況である。服用する薬の種類が多い、投与量は多い、説明が少ない、副作用が多い、過誤もいろいろ報告されている、薬が漫然と経験主義的に使われている、必要かどうかも分からないまま使われている場合もある……など、いろいろな不満、不安が背景にある。

　現在、我が国では、全般的に危機に陥っている医療の改革が叫ばれ、いろいろな施策が進められている。科学的で合理的で経済的な治療を行い、無駄な治療は避けたい。だから経済的思考を排除して治療法は選択されるべきであり、そのため、出来高払い制を中心とした支払い制度を改革し、包括医療の方向にシフトさせようとしている。医薬分業をすすめ、処方と調剤を切り離し、薬剤師は客観的な目で、薬の治療というものを見ていく制度を確立する必要があるなどである。

　薬価制度としては、薬価差益で収入が得られることはないように、また、医療上の情報は公開し、よく患者さんには説明し、患者さんが自分の治療がよく分かるようなシステムをとることで、客観的で公開された医療が進められる基礎作りを行うなどである。

　包括医療が、これからいよいよ我が国では本格的になる。包括医療というのは、一定の診断名でくくられる、ひとまとまりの医療行為全体に一定額の医療費が支払われる。個別の医療行為に対する出来高払いで医療費は支払われない。ある患者に診断が行われると、一括この金額で治療するということになり、実際の治療でそれ以上の金額がかかった場合は、病院あるいは個人が更にその超過した分の負担を行う。それよりも安く治療がすんだ場合は、患者の負担は一定額で、その差は診療側が得る。的確な治療法を選択し治療を進め、早く患者さんを治すことにモチベーションが向けられる制度としており、この包括医療を現在、進めようとしている。そのため、合理的で経済的な薬が的確に選択されるように、薬剤師の影響力を高めることが、患者さんのためであると同時に、自分が勤める医療機関にも収入をもたらすことにもなる。薬剤

師がそういう方向で働くことを、逆に医療機関が求めるようにもなる制度である。

薬物治療に限定すると、経験主義的な薬物治療を排除して、科学的な裏付けのある標準的な薬物の使い方、あるいは個別にひとりひとりの患者さんの状態に応じて、的確な薬の使い方を選ぶことが求められる。そういう方向に、医療全体が進めるような体制を作り上げることが企図されている。現在まで、医学教育には薬物治療を系統的に多くの時間を割いて教育するスタンスはなく、薬剤師が薬に関しては、有効な関与、役割を果たすことが求められる流れとなってきている。医薬分業の内容面で、薬剤師が本領を発揮することが期待される局面を迎えつつあると言える。

```
医療改革
・科学的で合理的・経済的治療の実現
  ―経済的志向を排除した治療法の選択
    ・出来高払いに替わる方法：包括医療
    ・医薬分業；処方と調剤の切り離し
    ・薬価制度の改革：薬価の切り下げ
  ―情報の公開
    ・医薬分業（処方せんの公開）、レセプトの公開、カルテの公開
    ・インフォームドコンセント：説明に基づく同意
  ―経験主義的な薬物治療の排除
    ・Evidence based medicine（EBM）；
      大規模、長期間の試験による検討
    ・各種疾患における標準的治療法（ガイドライン）の検討
    ・薬剤師の関与；薬剤選択の妥当性の評価
  ―適正な薬物治療の遂行
    ・薬剤師の関与；有効性・安全性のチェック
```

```
医薬分業の進展
薬剤師の活動対象の棲み分け
  病院薬剤師；入院患者   開局薬剤師；在宅療養患者
薬剤師の患者と直接向かい合う活動への転換の努力
  病院薬剤師；急性期の入院患者を対象とした活動
  開局薬剤師；慢性期の在宅・地域医療にある患者を
         対象とした活動
  ドラッグストアー薬剤師：OTC、補助療法か治療
         （薬物）のふるいわけ、治療・生活指導

約100年、ようやく薬剤師は、職能転換の努力を
通じて、医療において、薬物治療に直接関与し、
国民の健康と福祉に貢献することを期待される職
能集団として認知されてきた
```

ドラッグストアは患者さんが初めて訪れる医療の入り口であり、診療にかからなくてよい患者さんかどうか、生活指導で改善するのか、OTC薬で対応できるのか、あるいは、診療を受けた方がよいのかなどの判断を行い、患者さんを指導することが薬剤師の役割となっている。診療にかかるとなった場合、患者さんが病院に来るのか、在宅になるのかによって、病院薬剤師によるか、開局薬剤師によるか、薬剤師の分担はここで分かれる。

こういったすべての領域で、薬剤師が患者さんを見ていこうという方向性、中身が見えてきた。まさに約100年、ようやく薬剤師が実際に、国民の健康に貢献するということの方向性が見え、具体的にその役割が期待されるようになってきたのが現在である。

5 求められる薬剤師職能

平成15年、厚労省の検討委員会が薬剤師問題を検討した結果の中間報告を出している。ここでは薬剤師を取り巻く環境の変化を踏まえて、薬剤師がその役割を果たす

ことが求められているが、まだ十分にその期待に応えられていないと指摘している。最適な薬物療法の提供、服薬指導、さらには、在宅医療、介護、地域保健等に対しても、医薬品の専門家としての貢献を図る必要があると述べている。そのために、疾病・病態の理解の上に、治療計画等の医療全般を把握する知識と能力が必要であると言及している。

報告書はまとめとして、薬剤師は、薬物治療における医薬品の品質・有効性・安全性の科学的かつ総合的な評価および説明能力、医療におけるリスク管理能力等を充実させる必要があり、医療の担い手として資質を向上させることが求められている。それらの向上は、他の医療従事者あるいは患者さんからも求められている内容であり、単に薬剤師だけの問題ではないと述べている。こういう答申に基づいて、薬学教育6年制が決定された。薬物治療に対し、今まで以上に薬剤師が実質的に参画し、効果を上げることを求める。そのために教育を改革し、強化することが、6年制に変更した理由である。

その後、我が国の医療の状況はさらに悪化してきている。「医師不足」で象徴されるように、必要なところに必要な医療を提供するということが困難となる深刻な状態である。2010年、厚労省が出した「チーム医療の推進について（チーム医療の推進に関する検討会報告書）」では、医療の各構成員のレベルアップを求め、それら構成員によるチーム医療により、困難な状況を克服するという方針を出している。薬剤師に対しては、病棟においても、地域医療においても関与が期待されるまでにはいたっておらず、薬剤の専門家として主体的に薬物治療に参加することを求めている。

薬物治療に求められているものとして、まず薬物治療をすべきかどうかという治療法の選択があり、薬物治療を選択する場合に、科学的で妥当な薬物が選択され、選択した際に、そのひとりひとりの患者さんに応じた的確な用法、用量が設定される。その後首尾良く治療が進められているかどうか、きめ細かい治療モニタリングを行う、また、患者さんに薬物治療を納得して受けていただけるよう、患者さんの生活スタイ

ル、生活状況をふまえて、伝えていく能力も求められる。これらが科学的で合理的な薬物治療を行う条件作りになる。

6年制の薬学教育の目的はといえば、当然、薬剤師職能の現状の追認に置くのではない。若い学生はこれから20年、30年、40年と患者さんを見ていかなければならず、次世代の薬剤師職能を切り開いていくことのできる能力を身につける必要がある。また、大学はそのための基礎能力の養成を目指さなければならない。そのためのカリキュラム、基本的な条件を整える必要がある。患者を対象にして臨床経験を積み上げながら、科学的な判断力をつけるということが、これからの薬

> (1) 薬剤師
> ○医療技術の進展とともに薬物療法が高度化しており、チーム医療において、薬剤の専門家である薬剤師が主体的に薬物療法に参加することが、医療安全の確保の観点から非常に有益である。
> ○また、近年は後発医薬品の種類が増加するなど、薬剤の幅広い知識が必要とされているが、病棟において薬剤師が十分に活用されておらず、医師や看護師が注射剤の調製（ミキシング）、副作用のチェックその他薬剤の管理業務を担っている場面も少なくない。
> ○さらに、在宅医療を始めとする地域医療においても、薬剤師が十分に活用されておらず、看護師等が居宅患者の薬剤管理を担っている場面も少なくない。
>
> チーム医療の推進について（チーム医療の推進に関する検討会報告書　平成22年3月19日　厚生労働省

> 我が国における薬物治療に求められているもの
> 　科学的な治療法の選択
> 　科学的な薬物の選択
> 　　　患者の状態に対応した薬物情報の収集と構築
> 　　　エビデンスに基づく適正な薬物の選択、判断
> 　　　臨床的経験と科学的判断力
> 　適切な用法・用量の設定
> 　　　薬物動態情報の収集と適用
> 　きめ細かい治療のモニタリング
> 　　　薬物の有効性、副作用、動態などの特性の把握と
> 　　　患者の状態に併せた方針立案
> 　　　臨床的経験と科学的判断力
> 　個々の患者に対応した説明と理解・同意
> 　　　適正な方針の立案、方針の理解
> 　　　患者の状態の把握と適正なコミュニケーション

剤師にぜひ必要である。医師も1年、2年、3年、4年と臨床研修を積み上げていくわけで、薬剤師はそれに負けないくらい臨床で研修し、応用力と判断力を付けていくことが求められている。椅子の上で座っているだけでは、そういった応用力はつかない。

　まとめると、医療の現場での薬剤師は次の3つの機能を有するべきと考える。

　1．薬物治療設計の援助者であるべきである。最適な薬物治療方針の検討に参加して、医師の処方決定過程に入り、協働的に処方の決定、改変作業に加わり、患者さんにとって最適な薬物治療が遂行される責任の一端を担うことが、まず必要である。

　2．薬物治療を受ける患者の擁護者にならなければならない。患者が求める情報を的確に伝達し、治療のリスク、ベネフィットを説明し、経過を説明する。あるいは医師に対して、薬物治療のリスクの管理を行い、患者が薬の害に苦しむことが起こらないよう監視することが必要である。

　3．薬物治療のコストの管理を行う役割を担う。科学的で合理的、経済的な薬物治療を行えるように、チェックし、不十分な点の改善を行うことが必要である。

これらの機能は、現在も求められているが、病院でも地域でもさらに強力に進められることになる機能である。残念ながら、現在、薬剤師は十分応え切れていない。新たな活動がまさに若い学生に求められていることになる。やればやるほど活動範囲は拡がっていく、しかし、やれなければ、逆に縮小していくもの、他の集団がそれらの機能を肩代わりし進んでしまうものであり、ある限定した集団の登場を座して待つほどの余裕がない状況である。

> **薬剤師の3つの機能**
>
> 1. 薬物治療設計の援助者
>   最適な薬物治療方針の検討に参加し、処方決定過程に入り、医師と協働し、患者に最適な薬物治療を遂行する責任を担う
> 2. 薬物治療を受ける患者の擁護者
>   患者が求める情報を的確に伝達し、治療のリスク、ベネフィットを説明し、経過を説明する。医師に対して、薬物治療のリスクの管理を行う
> 3. 薬物治療のコストの管理者
>   科学的で合理的、経済的な薬物治療を行えるように、チェックしていく

　ぜひ未来を見据えて、未来に必要な知識の習得、能力の養成に対して貪欲に向かっていってもらいたい。従来の職能にとらわれている薬剤師では把握できない、対応できないところに空きのポジションがある。空いているポジションにどんどん入って、社会の要望に応え、日本の医療のレベルを上げてもらいたい。これが6年制教育を受ける若い学生への期待である。

　　注：最終講義（薬剤学Ⅱ：2009年1月14日）の内容をもとに編集し、まとめたものである。

体験記 1 サリドマイドを生きる

1 『母に伝えたい言葉』

　母が泣きながら電話をかけてきたのは、1998年の関東地方に春一番が吹き荒れた日のことでした。いつものように「元気かい？」と遠く離れて暮らす母に尋ねると、「札幌は、吹雪いて何も見えないよ」という返事が返ってきました。

　そうだった。春が北国に届くのはまだ先のことで、実家近くに流れる凍てつく発寒川の川面に雪が降り積もる様子を「ふぅ」と息を吸い込みながらいっきに思い出すと、目の前に故郷の風景が広がっていきました。

　そして何だか母の声が震えているような気がして、寒さのせいかと思いながら母が答え易いように柔らかい響きになるよう声のトーンに気をつけながら、何かあったのかと尋ねました。

　一瞬、母が言うべきか躊躇したのか、それとも気持ちが高ぶって言葉を詰まらせたのか、長く静かな沈黙が流れました。それから堰を切ったように母の胸にあった言葉が溢れ出しました。

　この日 母は健康診断の結果を聞きに病院に行き、医者からがんの告知とともに、できるだけ早い入院で手術を受けるよう告げられたということでした。

　小さい子供のように泣きじゃくる母に、娘の私だから掛けてあげられる言葉が何処かにある筈だと必死に考えましたが、「大丈夫だから、手術は恐くないから」と言うのが精一杯でした。そこから先は受話器のこちら側で母が泣き止むのを静かに待ちました。たぶん、これまでの母の人生の中で、一番 涙を流した瞬間だったのではなかったかと思います。少し落ち着きを取り戻した母に、病に対抗するためには、強い心で治療に専念するしかないと励まし電話を切りました。母が入院するまでの数週間、私は電話で母を励まし続けました。

　私自身はサリドマイド薬害事件の被害者で、サリドマイドの副作用のために十分に体が出来上がらないまま生まれてきました。両腕は極端に短く、肩から手のひらが出ているような腕でした。さらに中隔欠損といって、心臓に孔があいていて不整脈が激しく、体力のない幼少期の頃は医師からは誕生日を迎えるのは難しいと言われていました。家族の住む北海道を離れ、東京の小児専門の病院で治療を受けました。両親の元には助からないかもしれないという危篤を伝える電話が掛かってくることもあった

そうです。何度も危険を乗り越えてきたからなのか、深刻にならず母の言葉を受け取れたのかもしれません。いえ、その影響は些細なもので本当のところ、当時の私の母への愛情が完璧に不完全なものだったから動揺せずにいられたのだろうと今では思います。私たち親子が良好な親子関係を築くには、少しばかり道が険し過ぎたのではないでしょうか。

　東京の桜が葉桜になるのを待って、私は春まだ浅い北国に向かいました。
　手術室に向かう母を見送ってから、手術が終わるのを兄や親戚とともに病院の待合室のソファーに腰掛け待つことになりました。待合室といってもエレベーター前の少し広い通路に、ソファーが慎ましく置いてあるだけの場所でした。看護婦さんが忙しく走り抜けて行く姿をぼんやり眺めながら、時間が過ぎていくのを待ちました。それまでの母との想い出を、ひとつひとつ拾い集めているような気分でした。
　伊達市という道南にある実家は、小さな雑貨屋を営む両親と、家族が食べるぶんだけの野菜を作る祖父母と3つ年上の兄が暮らし、私は6番目の家族として加わりました。
　窓の向こうに広がる山の中腹に放牧されている牛たちが、白黒のかたまりとなっていったりきたりするのが見えるくらいで、他にはとうきび畑が風になびく景色が続いているだけでした。
　この長閑な街で、私は日本で最初に大きな薬害事件となったサリドマイドの被害者として生まれました。サリドマイド剤が配合された胃腸薬は、妊婦や小児が飲んでも安全無害と宣伝されていましたが、妊婦が服用した場合に胎児は血管新生が阻害されるという副作用を受け、十分に成長できないまま生まれることになり、50％以上が死産や流産で命を落としました。命が助かったとしても、心奇形や消化器官の奇形や欠損で、治療を必要とすることも少なくありませんでした。私は中隔欠損で心臓に孔があいていたため不整脈がひどく、誕生日を迎えるのは難しいと言われました。心臓の手術をするために東京のこども専門の病院に転院しましたが、検査結果は思わしくなく体の弱い私は手術を断念し、自然閉鎖を待つことになりました。結局、幼少期の殆どを病院で過ごしました。入院は10年にも及びました。多くの子どもたちが闘病する病院で、闘病の甲斐もなく死んでいく仲間を見送ることもありました。人は病気になればどんなに努力しても、時として死ぬことを受け入れなければならないことを知りました。
　私の記憶では家族と対面を果たしたのは、小学校に入学した最初の夏休みのことでした。主治医から帰郷の許可が下りて、戸惑いながらも生まれ故郷に立った日のことは昨日のことのように思い出すことが出来ます。初めて目にする故郷の大地は、例えようのない美しい新緑の季節を迎え、目眩がするほど真っ直ぐな道が続いていました。壮大な風景が、沈黙とともに横たわっていました。そこで私は初めて家族と対面しま

した。空港に出迎えてくれた家族に、私はペコリと頭を下げて「はじめまして、私がゆかりです」と挨拶した日が、病院の待合室にいる私の脳裏によみがえっていました。

この記憶に辿りつくのに、どれだけの時間を費やしたのか、或いは一瞬のことだったのか憶えていませんが、それから先のことを考える時間はたっぷりありました。窓の外を眺めてぼんやりするだけでは時間は長すぎました。

帰宅した夜の私は不安を感じるばかりでした。なんと言っても、初めて聞く北海道弁は聞き取れず、何度も聞き返さなければならなかったですし、初めて会った家族に、どんな話が相応しいのか分かりませんでした。母が準備してくれた夕食を私は食べていいのか迷い、もじもじしながら「食べてもいいのでしょうか？」と聞きました。母は目をまるくして、好きなだけ好きなものを食べなさいとニッコリ笑ってくれました。

私のいる部屋からは、庭の大きな杏の木が見えました。側に立って空を見上げると、たわわに実ったオレンジ色の果実が、枝をしならせているのが分かります。そこらいったい甘い香りが包んでいました。ときどきポトンと落ちてくる実を避けながら、ほどよくオレンジ色に熟した実だけを拾い集めました。

途中からいちいち洗ったりするのが面倒になって、ゴミを払って口に放り込みました。太陽の温もりと甘酸っぱさで、口の中はいっぱいになりました。

母が飲んだ一錠の薬による被害は、私たち親子を翻弄しました。私と再会する母がどんな気持ちでいたのかを、今も私は上手く想像することができません。私の初めての帰郷から間もなく両親は離婚し、家族が離散することになりました。私の帰りを待ちわびてくれた両親に、私は少しも甘えることが出来ませんでした。

再び母と私が会うために、20年の歳月が必要となりました。私を引き取った父が病気で亡くなって、ひとりになった私を兄が迎えに来る日までかかってしまったからです。

「戻ってきましたよ」という看護婦さんの声を聞いて振り返ると、ベッドに横たわる母が 私を見つけて小さく手を振りました。「お帰りなさい」って、みんなで何度も声をかけました。がんと宣告された当時の母とは違い、生きる望みを捨てずに手術や抗がん剤の副作用にも耐えましたが、電話から僅か2年で亡くなりました。入院するまで病気らしい病気をすることもなかった母ですが、はじめて病に苦しむことを知ったのだと思います。病床の母を見舞いに来てくれた友人たちは、雑誌に載っている◯◯キノコなど手土産に持ってきました。それらを母は大事そうに手提げ袋にしまい、病院には内緒で様々な民間療法のたぐいのものを試していました。当時のがん病棟の病室では珍しい光景ではありませんでしたが、科学的根拠に基づかなければいけない医療も、不治の病の前ではなすすべもないのだと思いました。

父が病気で亡くなり母と再会したとき、「なぜもっと早く、捜し出してくれなかった

のか」と責めました。たぶん、人に対してあんなに文句を言うのは、もう二度とないだろうと確約できるほどです。

　数年たって私達は表面的には仲の良い親子になりましたが、どこか二人の会話がギクシャクしているのは否めないことでした。そこに あの電話が鳴ったのです。私は居ても立ってもいられず、母の入院が決まると母の住む北海道に戻りました。会うたびに母の気持ちを紛らわそうと、いろいろな話をしました。おしゃべり好きの、まったく私の本領発揮でした。病室を覗き込むたびに、本当に嬉しそうに母は手を振ってくれました。

　北国の春は、思い出したようにやってきます。
　雪解けの季節が訪れると、氷に覆われていたはずの黒い大地が あちこちに現われます。発寒川の土手にふきのとうが芽を出すと、それから先は柔らかな春の陽射しに揺れる草花たちの季節です。少しくらい木枯らしが吹こうが みぞれ混じりの雨が降ろうが、まっしぐらに草花は春を目指します。その思い切りの良さに、私はひたすら圧倒されていました。

　大部屋から個室に移された頃には、栄養の補給も鎮痛剤も点滴でした。歩くことが出来なくなった母にとって、窓から見える季節の移り変わりを見るのが、唯一の楽しみになりましたが、とうとうベッドから起き上がれなくなりました。母のために私は、母の一眼レフで桜の写真を撮りました。写真は二人の共通の趣味でした。ソメイヨシノより少し濃い目の桃色が特徴の、エゾヤマザクラの写真です。それを母はしばらく目を細めて嬉しそうに眺めます。

　「来年は一緒に見ようね」というと、うんうんと小さく頷きました。人は そんなに強くはありません。死ぬかもしれないという恐怖に勝てる人はいません。母の気持ちを察すると、胸がいっぱいになりました。母を支えてみせると意気込みながら、私にできることといえば時間が許すかぎり側に居ることくらいでした。死期が近いと感じたのか、よく昔の話をしてくれました。私と対面が果たせたとき、生きていてくれてありがとうと思ったと泣きました。

　二人の間に失っているものがあるのなら、少しでも取り戻したいと思いました。私達は まるで何もかも失ってしまっているようであり、実は何も失っていないとも思いました。はっきり理解できたことは、私は母の娘になることを願って生まれてきたのではないかということです。

　副作用のない夢の新薬と謳われたサリドマイドを飲んだ母に、なんの落ち度もありませんでしたが、最期まで母は薬を飲んだ自分を許せずにいました。まるで自分の罪を償うように過ごしているようにも見えました。抗がん剤の副作用で髪を失い、食欲もないのに笑顔を絶やしませんでした。時には子供のように拗ねたりする無邪気なところがある可愛い人でした。

自由に動けるようになった今、発寒川の畔の桜並木をのんびり心置きなく歩いていてくれて欲しいです。私があの場所に戻ったら、一生懸命 私も手を振るので手を振って下さい。

② サリドマイド事件とは―概要と教訓

　薬害サリドマイド事件から50年の月日が流れましたが、今でもサリドマイドは薬害の原点と言われています。薬の副作用で人が亡くなる、或いは、胎児にまで副作用が及ぶと言うことの驚きとともに、腕などを失った子供たちの痛ましい姿が、人々の脳裏に焼き付いて離れないのかもしれません。

　1957年10月、西ドイツで鎮静・催眠薬として開発された薬（商品名：コンテルガン）です。3ヶ月後の1958年1月に、日本ではサリドマイドが睡眠薬（商品名：イソミン）として認可を受け販売されました。当時の新聞の広告欄には、サリドマイド剤の入った薬は〝妊婦や小児が安心して飲める安全無害な薬、副作用のまったくない夢の新薬〟と謳われていました。開発時の毒性を調べる動物実験で副作用も認められず、致死量も計ることができなかったことから、副作用のまったくない新薬と脚光を浴びることになったのです。実際には、ラットの消化器官ではサリドマイドが吸収できず排泄されていただけでした。

　薬が発売されるやいなや、各地で手や耳に障害がある子どもたちが次々に生まれました。子どもたちの腕は極端に短く、或いは、腕や耳がなく、目を覆いたくなる痛ましい姿でした。最初に誰が言い出したのか、その小さな腕が天使の翼のようだと言い、やがて私たちはエンゼルベイビーと呼ばれるようになりました。子どもたちの置かれた状況は、その可愛い名前からは想像できない悲惨な状態でした。小学校の入学式を迎えることさえ、難しいとも言われていました。腕や耳だけではなく、内臓にも大きな損傷を受け、流産や死産などで被害者の半分は亡くなったと言われています。

　胎児の催奇形性は、一般的には姿形の奇形を指すものですが、サリドマイド児の場合は、薬物の作用機序が血管の新生を阻害するというものでしたので、奇形は外見的なものにとどまらず、骨格、心臓などの臓器など、体のありとあらゆる場所に及びました。このような重篤な副作用が、医薬品を服用した本人だけではなく、次世代にも副作用が引き継がれることを、この事件を通し、人々はようやく知りました。テレビや冷蔵庫などの家電製品とは違い、副作用を受けることでしか評価のできない商品であることを理解しました。

　国内では初めて、医薬品による健康被害の責任を、国や製薬会社に問う訴訟に発展しました。裁判当初は、「自分で飲んだ薬で御上を訴えるなんて、責任転嫁も甚だしい」「先祖の報いを受けている」など原告への風当たりは厳しいものでした。

　しかし、裁判が進むにつれて、サリドマイドによる副作用被害であることを示唆す

表1　日本におけるサリドマイド被害者の出生年と男女別

生年	1959	1960	1961	1962	1963	1964	1969	計
男	6	16	34	88	24	2	1	171
女	6	9	24	74	23	2	0	138
計	12	25	58	162	47	4	1	309

＊サリドマイド製剤の販売は日本では1962年に停止されましたが、回収が徹底していなかったため、その後も被害者が生まれました。
(財団法人いしずえ。サリドマイドと薬害＜ http://www008.upp.so-net.ne.jp/ishizue/aboutthalidomide.html ＞
(2011年8月15日アクセス))

るデータが示され、また、製薬企業の営利優先の経営手法が、副作用の解析や調査を不十分なものにし、行政の怠慢もあいまって薬の回収に踏み切れないまま、被害を拡大させていく様子が浮き彫りになっていきました。医療者の沈黙の加担も指摘されました。様々な集めた情報を解析していけば、子どもたちの催奇形成とサリドマイドとの因果関係は、疑うに十分なものでした。なぜ医療者は沈黙したのか、それは加害者に加担したことになるのではないか、原告の怒りは収まりませんでした。

医薬品の副作用の怖さはもとより、医薬品も例外なく企業の経営戦略の中にある商品である、という危うさを人々は目の当たりにしました。

「なぜこのようなことが起きたのか」

表2　日本におけるサリドマイド被害者の障害の種類と内訳

サリドマイド製剤による障害は主に四肢の欠損症と耳の障害です。

四肢に障害のある人	人数
上肢が非常に不自由な人	30人（2人）
上肢が不自由な人	88人（6人）
前腕が不自由な人	72人（5人）
手指が不自由な人	56人（6人）
計	246人（19人）

（　）内は聴覚にも障害のある人

聴覚に障害のある人	人数
耳が全く聞こえない人	46人（5人）
耳の聞こえが悪い人	36人（14人）
計	82人（19人）

（　）内は手にも障害のある人

主に手に障害がある人	246人
主に聴覚に障害がある人	82人
重複している人	19人
計（246＋82−19＝）	309人

と人々は震えました。これは本当に薬が起こした事件なのかと人々は怒り、薬の副作用による健康被害と呼ぶことに抵抗さえ感じるようになりました。これはもう副作用という概念を超え、人災の領域に踏み込んでいると考えるようになりました。やがて副作用とは違う言葉で表現すべきではないか、という声になっていきました。

'60年代は水俣病や四日市ぜんそくなど、経済活動によって自然環境が壊される社会災害が顕在化した時期でもあり、サリドマイドによる薬禍も公害問題と同様に薬による社会災害と捉えるようになりました。公害という言葉になぞられ、「薬害」サリドマイド事件と表現されるようになりました。薬害という言葉が、日本語に生まれた瞬間でした。

しかし、残念ながら薬害サリドマイド事件後も、スモン、HIV、ヤコブなど薬禍は繰り返されました。その度ごとに薬事行政は見直されましたが、今も薬害に終止符は

打たれていません。

　結局のところ、戦後の貧しい時代に、庶民にとって病院にかかることすら贅沢だった時代に、目映い欧米文化のひとつとして医薬品は日本に上陸し、白い一錠の薬で多くの死の淵にいる人を助けました。化学物質からつくられる西洋薬は大量に生産することができ、暫くすると庶民にも十分に手が届くものになりました。風邪には生姜湯だった日常から抜けだし、病気になれば病院に通い薬を飲み、手術を受けることも稀ではなくなりました。

　日本人にとって、薬は今もなお羨望の眼差しの中にあるのかもしれません。薬事行政の見直しくらいでは、どうすることも出来ないのかもしれません。

　少し私見を発揮して話しをさせていただくと、薬害裁判は民事裁判です。医療者は薬害裁判で被害者の救済や真相解明のために、被告になることは殆どありませんでした。実際、証拠を集めることができなければ、原告は裁判そのものも維持できません。医療者に向ける口惜しさを感じ取っていただきたいと思います。

　薬害という言葉は、もう難しい医療用語ではなくなりました。薬害は副作用が問題ではなく、社会構造の欠陥によって被害を拡大させて社会問題化したもの、というように定義されていますが、私にはしっくりきません。私が自分の言葉で薬害を表すとしたら、被害者にとって副作用を受ける経緯に、どうしても納得がいかない経過を辿ったもの、というあたりになるのでしょうか。

　ここからは、どうか被害者に寄り添った話をさせてください。サリドマイド児の出産に立ち会った医療者は、赤ちゃんが生まれると父親だけに声を掛け、赤ちゃんの処分について尋ねたという証言があります。当時、奇形児を産むことは「先祖に悪いことをした人がいる、だから、その報いを受けているのだ」と考える人も少なくありませんでした。

　諸外国で50％の死亡率と言われるサリドマイド児ですが、日本はもっと高い死亡率だったのではないかと指摘されています。販売数などから胎児被害者数は1000人以上と推定する専門家も多く、実際のサリドマイドと認定を受けたものが309人であるなら死亡率は70％に達していたことになります。

　2008年くらいだったと記憶していますが、サリドマイド事件が起きた60年代に産院で働いていた人に、淘汰された命もあったのでしょうかと尋ねました。当時の産院には「産湯につかるまでは人間ではない」といった言い回しがあったと、少し目を伏せおっしゃいました。奇形児への差別から、病気の赤ちゃんが生まれると放置し死なせることがあったというのです。

　また、サリドマイドを産んだ親の証言に「濡れぞうきんでもかけておきますか？」と出産に立ち会った医師に尋ねられたという証言も残っていました。

　日本のサリドマイド児は海外の被害者に比べ重症者は少なく、小さな命に何らかの人の手が加えられたのではないかと疑いがあります。今となっては関係者もなく真実

を確かめるすべはないのですが、闇から闇に葬られた命も少なくなかったと私は考えています。

　生まれたばかりのサリドマイドの赤ちゃんが、病院の前に捨てられていたこともありました。こんな子どもは孫ではないと、一度も抱き上げることのなかった祖母もいました。道を歩いているだけで、あっちに行けと石を投げられ野良犬のように追い払われることもありました。子どもが差別を受けないようにと、人目にさらされないようにと、家を訪ねる人が来るたびに、押し入れの中に閉じこめられたという人もいます。その生活は20歳になるまで続きました。

　「生きていることが苦しかった」「自由に動けない自分に苛立ち、とても辛かった」、どれも実際の被害者が発している言葉です。もちろん、溢れる愛情の中で育てられたと言う人もいます。しかし、被害者の誰の胸にも、副作用のない安全な薬を飲んだ自分が、なぜこのように辛い目に遭わなければならないのか、やりきれなさでいっぱいでした。

　薬害がどれだけ理不尽で、非人道的で、悲惨なものであるかということを知って下さい。私たちが願うことは、多くありません。医療者が日々の仕事で、自らに医療正義が何処にあるかを問うことを忘れずに、仕事に向かっていただきたいということです。

財団法人いしずえ（サリドマイド福祉センター）　http://www008.upp.so-net.ne.jp/ishizue/
　財団法人いしずえは、1974（昭和49）年全国サリドマイド訴訟統一原告団と、国（厚生省）及び大日本製薬（株）との間で調印された和解確認書により、サリドマイド被害者のための福祉センターとして設立されました。主な仕事としては、被害者が円滑に日常生活を送るためのサポートや他薬害被害者団体と連携を取り、薬害根絶のための活動を行っています。また最近では、障害を持つ人が自ら運転する車（自操型福祉車両）の普及促進と運転環境改善のためのイベントを開催しています。

表3 サリドマイドに関する年表

1957年	10月	旧西ドイツで、サリドマイド剤「コンテルガン」（睡眠薬）販売開始
1958年	1月	日本国内で、サリドマイド剤「イソミン」（睡眠薬）他　販売開始
1960年	8月	日本国内で、サリドマイド剤「プロバンM」（胃腸薬）販売開始
	9月	米国は、サリドマイド剤の販売許可申請をデータ不備を理由に認可せず
1961年	11月	レンツ警告（西ドイツの小児科医レンツ氏による、サリドマイド剤の危険性の警告）西ドイツの製薬会社、回収決定
1962年	9月	イソミン、プロバンM他サリドマイド剤販売停止及び回収開始
1963年	6月	被害者が製薬会社に損害賠償を求めて名古屋地裁に提訴。全国に訴訟広がる（～65年）
1971年	11月	全国サリドマイド訴訟統一原告団結成（8地裁）
1974年	10月	和解確認書調印、財団法人いしずえ設立（同年12月）
1998年	7月	米国がハンセン病治療薬としてサリドマイドを承認
2002年	9月	（財）いしずえ「日本での新たなサリドマイド被害の防止に関する要望書」を厚生労働省に提出
	12月	（財）いしずえ「日本での新たなサリドマイド被害の防止に関する要望書（第2回）」を厚生労働省に提出
2003年	2月	（財）いしずえ主催「サリドマイドシンポジウム」開催
2003年	11月	（財）いしずえ「新たなサリドマイド被害の防止策に関する公開質問状」を各政党に提出
2003年	3月	（財）いしずえ「サリドマイドの輸入、使用及び管理に関するガイドライン案」を厚生労働省に提出
2004年	12月	厚生労働省「多発性骨髄腫に対するサリドマイドの適正使用ガイドライン」発表
		（財）いしずえ「日本での新たなサリドマイド被害の防止に関する要望書（第3回）」を厚生労働省に提出
2005年	3月	（財）いしずえ「日本での新たなサリドマイド被害の防止に関する要望書（第4回）」を厚生労働省に提出
2005年	7月	藤本製薬が治験開始（35例）
2006年	1月	（財）いしずえ「日本における新たなサリドマイド被害の防止に関する要望書（第5回）」を厚生労働省に提出
	8月	藤本製薬が承認申請を厚生労働省に提出
	12月	（財）いしずえ「サリドマイド製造販売承認申請の取り扱いに関する要望ならびに副作用被害の防止策(リスク最小化方策)の検討状況について(照会)」を厚生労働省に提出
2007年	4月	（財）いしずえ主催「シンポジウム：重大な副作用のある医薬品のリスク・マネジメント―サリドマイドの安全管理に求められること―」開催
	11月	（財）いしずえ「サリドマイド製造販売承認申請の審査等に関する要望書」を厚生労働省に提出
2008年	8月～9月	厚生労働省が「サリドマイド被害の再発防止のための安全管理に関する検討会」を開催（全3回）
	8月	（財）いしずえ「医薬品の催奇形性による被害の再発防止のための要望書―サリドマイド製造販売承認申請の審査およびレナリドマイドの催奇形性をめぐって―」を厚生労働省に提出　厚生労働省薬事・食品衛生審議会　医薬品部会においてサリドマイドを「承認は差し支えない」との結論
		（財）いしずえ「『サリドマイド被害の再発防止のための安全管理に関する検討会』におけるいしずえから意見と質問」を厚生労働省に提出
	9月	（財）いしずえ「『サリドマイドの医薬品製造販売承認について』（案）に関する意見（パブリックコメント）」を厚生労働省に提出
	10月	厚生労働省薬事・食品衛生審議会　薬事分科会がサリドマイドを多発性骨髄腫の治療薬として製造販売を了承
		厚生労働省がサリドマイドを再承認
2010年	9月	サリドマイド被害者の健康状態に関する調査・検査と医療体制構築を求める要望書を厚生労働省に提出

体験記2 がんの夫を看取って

1 主人と私の闘い

　今からお話しさせていただくことは、主人の病気と、それを通して出会えた多くの方々、そして病院での体験です。

　夫は、平成12年12月、65歳で肺がんが原因で亡くなりました。その1年前に病が分かりましたので、その間の主人の病状と心の揺れ、そして私の気持ちについてお話しします。また、二人にとって、この病気は人生最大の重大出来事でした。後から思いますと悔いることばかりでございます。そんな無我夢中な二人に寄せてくださった多くの方の慰めとお導きについてもお話しさせていただきます。

　主人と同じような病気を抱え、正面から向き合い、本人はもちろんのことお医者様や家族、あるいは心許せる友人と共に、どの様な治療法があるかを話し合ったり、文献を調べたりして取り組んでいらっしゃる方々はたくさんいらっしゃると思います。このような方のことを本で読んだり、うかがったりいたします。

　しかし、主人の場合はまったく違っておりました。今時、珍しいと思われるかもしれませんが、夫は告知を希望しませんでした。そんな夫婦の闘病生活についてお話しします。

　主人は大学を卒業後、演劇製作の仕事に一貫して従事しておりました。私も卒業をして28年間仕事に就いておりましたが、主人が退職をする少し前に辞めました。その後の二人の生活の準備を整えようと思ったからです。

　63歳の春に晴れて主人が退職。これからは二人での生活を楽しみましょうと、早速行動を起こしました。お芝居を観たり、美術館巡りをしたり、念願の長期海外旅行もいたしました。

　その楽しかった旅行から帰って2週間後、上野の美術館で絵画の鑑賞中に主人の体に異変が起きました。とても体がだるいと言うので、帰宅を急ぎ、すぐかかりつけのお医者様に診ていただきました。こちらのお医者様は地元で代々開業しておられ、我が家のホームドクターです。一度大きな病院でレントゲンを撮ってもらいなさいと、当時都立E病院にいらしたN先生をご紹介くださいました。

　早速、紹介状を持ってN先生のところにうかがったのが、平成11年の12月上旬。夫が退職をして6ヶ月後のことでした。

外来で何度かご診察いただいた暮れも近い頃、主人の学生時代の友人（医者）を通して私に電話がありました。N先生のご自宅に私から電話をするようにとのことです。私はパニックに陥り、事の成り行きが理解できない状態でした。12月28日のことです。

その日、体がだるいと言う夫を残してお正月の買出しに出るという口実を作り、出かけました。病院には必ず二人一緒に出かけましたが、私はそれまで先生にお目にかかったことはありませんでした。そんな私に先生は穏やかなお声でおっしゃったのです。

主人は肺に腫瘍があり、大分進んだ腺がんであるということ。そして、診察中に主人はがんのような病気の告知は受けたくないとハッキリと先生にお願いしたとのことでした。

私たちは心身ともに健康だと思っており、告知問題で話し合ったことはありませんでした。そうした事態に見舞われるのは、まだ先だと思っていたのです。

電話を終えた途端、まず私の頭を駆け巡ったのは、主人の病気に対する考え方を知らなかった自分の愚かさ、そして死を恐れている夫の気持ち。途端に涙が溢れ、人目もはばからず泣きました。

これからどうしたらよいのか。何をすればよいのだろう。まったく考えが浮かびません。

結婚したことをこれほど悔やんだことはありません。愛する人の苦しみをこれから共にするということ、近い将来には別れが来るということ。その恐ろしさに対処することが出来ませんでした。

その年のお正月を、どの様に過ごしたかまったく覚えておりません。三が日が明けてから、診察のために病院へ行き、初めてN先生にお目にかかり、今後の治療方法を決める日時をいただきました。

その日は夫の弟と友人の3人でN先生を訪ねてお話を伺いました。そこで主人の詳しい病状、採ることのできる治療法とその効果などの説明をしていただきました。皆で検討した結果、告知を断った主人の気持ちと性格を考えて、難しくなるけれど当面は告知なしで治療を始めよう、ということになりました。手間も労力もいる方法です。

当時を回想すると、私自身、気持ちの整理もつかず、ただただ焦りだけを感じ脅えていたことしか思い出せません。先生も大変だったと思います。がんだとは疑いもしない患者に表にあらわれる症状を見ながら治療を施すのですから。

そして、咳とわずかな血痰を見て、入院を促しました。病室が空いた1月24日に病院に入りました。初めての入院です。

精密検査をするうちに、食道のそばのリンパ節が脹れて食道に穴が開いていることが分かったので、今後のことを考えて抗がん剤を打ちましょうと説得しました。しかし、夫は嫌がりました。若く有能と言われる病棟担当医は、そんな主人の考えに納得

出来ないでいらっしゃるようです。私も辛くてどうしたものかとＮ先生にご相談にまいりました。先生はお忙しい中、ご自分のお部屋に私と主人を呼び、コーヒーをご馳走してくださいました。そして、主人の話に耳を傾け、抗がん剤はがんの治療のためだけの治療薬ではないということや、アメリカでの様々な治療方法など西洋医学はもちろんのこと、東洋医学のことまでお話しされます。

　先生は、夜遅くまで主人に付き合ってくださいました。

　その時間が主人の心に沁みたのでしょう。以後、Ｎ先生のおっしゃることには何でも従うようになりました。同時に、主人の性格やものの考え方などを先生も分かってくださったようです。これほどまでに患者と向き合ってくださるお医者様が目の前にいらっしゃる。私は幸運を感じました。

　結局、夫が嫌がる方法は取らず、カテーテルによる血管の縫合で出血をおさえ、しばらく様子を見ることになり、２月の下旬に退院しました。

　それからが本当の闘いです。先を読まれる先生は、私の苦しみを恐怖に変えないように、これからの病状と体の変化を的確に教えてくださいました。さらに、自宅で思い悩んだときに連絡が出来るようにと、ご自宅のＦＡＸ番号をそっと手渡してくださいました。命の絆をいただいたようで、ありがたく胸に抱きながらお礼を申し上げました。そのＦＡＸ番号は、心を支えてくれました。

　そうするうちにも、病状は進行し、心も乱れます。その変化を手紙にして夫の入浴中、こっそり何回ＦＡＸしたことでしょう。先生は、次の外来でお返事をくださいます。

　その中のひとつがこんなものでした。だんだん咳も増え、主人の弱音が多くなり始めたころ、独り言のようにつぶやきました。"なぜ今日の診察のとき、Ｎ先生は僕の肩に手を置いてくれなかったのだろう。先生の手はどんな薬より僕には効くのに"。それを聞いた途端、熱いものがこみ上げ胸が苦しくなりました。社会の一線でバリバリと仕事をこなし、酸いも甘いも噛み分けた主人のひとことでしたから。

　あまりの切なさに、その晩、ありのままを先生にＦＡＸしました。次の診察で先生は肩に手を置いてくださいました。先生は患者と共に、患者の家族も救ってくださったのです。

　この時期は自問自答の日々でした。25年間一緒に暮らしているのに、夫の本当の気持ちを理解できないでいるのではないだろうか。私は間違っているのではないか。生死の選択までしているのではないか。残された時間まで奪っているのではないか。私は思い悩み苦しみ、買い物にかこつけて図書館で文献を読んだりもしました。しかし、答えが出るはずもありません。そんな気持ちの揺れを素直にＦＡＸしていました。

　このころの主人は、先生にお目にかかるのを待つようになりました。すっかり頼り切っていたのです。ちょうどそんなとき、先生はみはからったように、「肺にがんが見つかったので明日から治療しましょう」と、サラッと口にされました。そして、その

場でS大学病院の放射線科へ連絡を取り、スケジュールを決めてくださったのです。顔面蒼白になりながらも主人は素直に従いました。ただ入院だけは断り、通院で2ヶ月以上に及ぶ放射線治療をやり遂げました。そして、その間もN先生に会うことを希望しました。

S大学病院の先生や放射線技師の方々、そして看護師さんにはとてもよくしていただきました。放射線科の先生は、N先生から詳細はうかがっているので安心して治療に専念してくださいと声をかけてくださり、頭が下がる思いでした。

今日で照射は最後という日、先生はじめ技師の方々と看護師さんたちがお顔を見せてくださいました。そして、「よく入院もしないでかよい通しましたね。消えましたよ。真面目な患者さんに一同必死に努めました」と、ねぎらいの言葉をいただきました。主人と私は感謝の気持ちと希望を持って、病院を後にしました。

その後の2ヶ月は、二人にとって大切な時間となりました。会いたい友人と会話を楽しみ、美味しい食事をとったり、近くに住む幼なじみのご夫婦とドライブをしました。

このご主人は5年前に末期の前立腺がんが見つかり、S大学病院での入院、手術により生還した方です。人一倍主人の病気を気にしてくださり、いろいろアドバイスもいただきました。主人にとっても、同じ苦悩を味わった分かり合える親友でした。毎日のように二人は会い、時には子供のようにじゃれ合っています。そんな様子を奥様と私は目を細めて見、つかの間の幸せを感じ合いました。

そんな喜びを感じていたさなか、主人に言われました。「僕のがんは消えたけれど、やはり知りたくなかった」と。ハッキリと聞いた主人の本音です。ずしんと心に響きました。

もちろん、その間も1週間に1度はN先生に診ていただいておりました。先生からアンドリュー・ワイル博士の自然治癒力を高めるテープをお借りしたのもこのころでした。

9月に入ってから、放射線照射による肺の繊維化が見られるようになり、薬の集中投与を受けるために入院が決まりました。今回の病棟担当の先生は目を見てお話しする優しい方でした。

しかし、入院直後の病状説明は衝撃的なものでした。最近のX線写真で小さくなった腫瘍が動き出していること。他の2つの臓器に転移が判明し、深刻な状態であるということ。重い事実を告げられました。先生と相談して主人にそのことを話していただくことにしました。

担当の先生は資料を持ち、主人の病室で話を切り出します。ところが主人は全然信じません。逆に先生が間違っているとキッパリ言うのです。「先生、もう一度写真を見てください。先生の見間違いです。病院で受けた放射線ですっかり消えたはずです」と。

S大からいらした熱心な先生は、あまりに激しい主人の言葉に、「では、もう一度調べてまいります」と、病室を後にされました。そしてすぐN先生に相談にのっていただき、これ以上の治療は止めるという結論になりました。こうして2度目の入院は終わりました。わずか2週間で退院することになったのです。

　退院はしたものの、病状は確実に悪くなってゆきます。退院して5日後の夕方、下腹部に激痛が起こりました。掛かりつけのお医者様がすぐ往診、状態を見てくださいます。

　かたわらで診ていただいているときは不思議と治まるのです。ドクターは"今から医師会でN先生にお目にかかるので、お知らせしておきます"とおっしゃって帰られました。その後も痛みは治まらず、かえって増すばかりです。先生は、夜9時ごろ医師会の帰りにまた寄ってくださいました。先生がいらっしゃるときは我慢できるようです。夜中1時ごろうめき出したので、再度往診をお願いしました。掛かりつけのお医者様は、嫌な顔ひとつせずすぐに飛んできてくれました。お腹は張っておらず熱もないので、痛み止めのお薬をちょうだいして朝まで待つことにしました。

　ところがますます痛みが激しくなり、脂汗をにじませ苦しみだしたのです。そこでE病院の救急へ電話をして様子を話し、今から救急車で向かってもよいかうかがいました。

　電話に出られたお医者様は、すぐに診察が必要なようだがベッドの空きがないので診察後は別の病院に移しますとおっしゃいます。それを主人に伝えると、「N先生と離れることは出来ないので朝まで待つ」と申します。苦しむ夫を見ながら長い夜を過ごしました。

　夜明けを待って、すぐ幼なじみの親友に電話を入れて車で迎えに来てもらい病院へ行きました。私ひとりでは2階の寝室から連れ出すことも出来ません。N先生は外科の先生をお呼びになり、即入院となりました。腸に穴が開いていたのです。それから1ヶ月、3度目の入院が始まりました。

　入院が重なると、お世話になった看護師さんと顔なじみになります。違う病棟の方も聞きつけて見舞ってくれます。主人はそんな優しさをとても喜び、感謝しておりました。

　わがままな患者でしたがお医者様と看護師さんの言うことは素直に聞きます。そんなところを皆様は買ってくださったのでしょうか。

　病気が重くなりベッドで治療を受ける患者はひとまかせです。点滴の針さえ触るのも怖くてできないのです。いつも見ていてほしいのです。自分だけを見ていてほしいと願います。そして、自分は特別と思いたいのです。これだけ病院のお世話になると、先生方の過酷な労働や看護師さんの忙しさも分かります。それでも見放されるかもしれないという想いが付きまとうのです。

　そんな主人の気持ちを察するように、今度の入院中は、担当のお医者様も看護師さ

んたちも時間を作っては顔を見せてくださいました。本当にありがたいことでした。病状が進むにつれ、いろいろな合併症も出てきました。ある日の早朝、夫から電話がきました。

"大変なことをしてしまったのですぐに来て！！"。急いで向かいますと、病室の床はベトベト、ベッドには打ちひしがれた夫の姿。聞くと、昨夜幻覚を起こし、あまりの恐ろしさにはさみで点滴のチューブを切り病室から逃げ出したとのこと。廊下にいるところを看護師さんに助けられたのでした。我にかえった主人は自分のとった行動に愕然（がくぜん）としたのです。それ以来、痛みが出てもその薬を服用することを拒みました。

病状が進むと、たくさんのお薬が必要になります。それが頼りなのです。薬は難しすぎて素人には分かりにくいものです。ただ、これを飲まないと、これを注射しないと、すぐにでも死んでしまう！？と患者側は恐れるのです。病棟にも薬剤の専門家が常にいて患者と接していてくれたらと思ったものでした。

ひとつの病気が治まるとまたどこかが悪くなり、退院は11月に入ってからになりました。少し不安な退院でした。

外来診察日をたくさん作っていただき自宅での療養をしましたが、体調の変化に翻弄（ほんろう）されました。呼吸も苦しくなり、酸素吸入も必要となり、熱も出始め、それもだんだん頻繁になりました。私は必死で看病しました。克明に容態を記録して先生にお届けし、悪い状態でもこれは回復への過程なのだと信じていました。体を蒸しタオルで拭き、寝ている夫の足と腕を動かし、マッサージをすると気持ちよさそうにしてくれます。一晩中、からだをさすっていたこともありました。

そんなからだでも先生にお会いしたいという気持ちが強く、病院に通いました。酸素ボンベを携えて行っていました。外来の看護師さんは、そんな主人のためにベッドを空けて待っていてくれました。先生が他の患者さんの診察をされている間、手当てをしてくださいます。親切なナースさんにどれだけお世話になったでしょうか。彼女とはその後も私的にお付き合いをしております。

とうとう高熱の出ている時間が長びき、血尿も出るようになりましたので入院をすることにしました。最後の入院です。病棟担当の先生はベッドを用意して待っていてくださいました。そして、少しでも楽にと気を配ってくださいました。

入院から7日目、ついに最期のときが来ました。不思議な日でした。朝からいろいろな方が訪ねてくださいます。家族や友人はもちろんのこと、回診の途中で外科の先生がお二人で立ち寄られました。主人は冗談交じりに話しています。他の病棟の看護師さんたちもおいでになりました。主人は笑顔を返しています。外科の看護師のFさんは、仕事の帰りに私服で寄ってくださり、ホームドクターのY先生も夕方に様子を見に来られました。担当のT先生は、何回も顔を見せてくださいます。夫はしきりにT先生を呼んでくださいと申します。先生がいらっしゃると、「次は何時に来てくれ

ますか」とせがんでいました。2日前から呼吸が乱れ苦しさが増しています。しかし、息が乱れるたびにN先生に教えていただいた腹式呼吸をして息を整えます。それも限界に来ました。

　そんな中、夜9時ごろ、お仕事を終えたN先生が寄ってくださったのです。お顔を見るや否や主人は穏やかになりました。そして、「いつになったらこの息苦しさは消えるのでしょう？」と聞くのです。先生が、「2、3日で消えますよ」とおっしゃるのを聞いた途端、安心したようにウトウトし始めました。そんな主人の体を先生は優しくさすってくださいました。眠った主人を見定めて、先生はお帰りになり、そのあとはT先生が11時まで付添ってくださいました。

　T先生がお帰りになった途端、主人の呼吸が乱れ、もがき始めました。すぐ看護師さんが来てくださり、手当てをしていただきましたが、この乱れは止まりません。そんな状況でも教えられた通りに呼吸を整えようとしています。顔は苦しさで歪み、私はそばにいるのも辛く、目を伏せました。その途端、看護師さんに言われました。「今は奥様の声しか聞こえませんよ、しっかり！！」と。はっと我にかえり、私の腕の中で看取ることが出来ました。辛く悲しい出来事でした。

　"人が死ぬ"のは大変なことです。ドラマや映画のようではありません。

　12月15日、0時20分。

　主人と私の闘いが終わりました。

②　その後のこと

　葬儀を済ませ、お世話になった先生と看護師さんたちにお礼を申し上げなければと病院に向かいました。しかし、中に入るのは勇気が要ります。記憶が生々し過ぎるのです。

　しばらく間を置き、お忙しい先生にお目にかかれるだろうかと心配しながら外来カウンターに行きました。すると、看護師のFさんがいらして私を招き入れ、N先生に取り次いでくださいました。

　突然訪ねた私に先生は、「よくおいでくださいました。本当にありがとう」と、逆にお礼をおっしゃるのです。そのとき私は初めて、先生にどれだけ主人が感謝をしていたかをお話しすることができました。T先生にもお目にかかり、お礼を申し上げました。入院病棟の看護師さんの何人かにもお会いすることができました。

　それからすぐ、院外の薬局へ行きました。そこの薬剤師さんに、とても励まされたからです。この薬局との出会いも不思議な縁でした。初め、薬局は病院の正面にある大きなところにしました。薬もそろい、薬剤師さんも大勢いらっしゃるだろうと思ったからです。

　でも、ここは待ち時間が長すぎました。病んでいる患者やその家族には時間があり

ません。"どうしよう"と思案していたとき、どなたかのお話が耳に入りました。"お薬は小さな薬局でいただいた方がよさそうよ"。それで足を運んだのがここでした。病院の正面からは見えにくい小さな薬局です。

　初めてうかがったとき、処方箋を見て"N先生の患者さんですか。先生に診ていただけてよかったですね"と言われました。少し驚いたものの、すぐに気に入りました。お薬も５分で出してくれます。なぜ待ち時間にこんな違いが出るのか、私には分かりませんが、それ以後親しくなりました。

　そこは、中年の女性薬剤師さんが三人で営んでいました。薬剤師さんたちにごあいさつし、"もう２度と来ないだろう"と思いつつ、帰途につきました。

　もろもろのことが終わり、人の出入りが少なくなると寂しさが込み上げてきました。でも、感傷に浸っている暇はありません。一家の主人が亡くなると、法的な諸事が待っています。それは難解で、素人の手には負えません。結局、税理士さんと弁護士さんにお任せすることにしましたが、雑用は他にも山ほどございます。

　四十九日が済んだころから辛くなり始めました。寂しさや喪失感、胸をえぐるような苦しさが襲ってきます。心配した友達が慰めに来てくれました。しかし、お悔やみの言葉にかえって傷ついたりすることもあります。"ひとに会いたくない"そんな気持ちがつのり、家に引きこもりがちになりました。

　一周忌からしばらくして、突然に主人の大親友の奥様からお電話がありました。前立腺がんを克服した前出の方です。「昨夜主人が亡くなりました」と。急いで飛んでゆきました。クモ膜下出血でした。今度は私が彼女の力にならなければと思いました。家が近いこともあり、今では２人で同じ苦しみを分かち合いながら生きております。

　２年が過ぎ、三回忌を済ませたころから、今度は空虚感に襲われ、動くことさえ億劫になり、前にも増して引きこもりがちに……。何を手にするのも嫌で、新聞を読むのもテレビを視るのも億劫。一番嫌なのが手紙を開けること。急ぎのものにも手が付けられなくなり、郵便物が山になりました。メールも見る気になれず、心配した兄弟たちがやってきて片付けてくれます。そんな状態が１年近く続きました。

　そういう日々を過ごしていると体も変調をきたします。それを救ってくださったのもＮ先生でした。心のカウンセリングまでしていただいています。かつては主人が、今は私がお世話になっております。

　今年に入り春も過ぎたころから、私の気持ちに変化が起こりました。何がきっかけになったかは分かりません。しかし、"外は気持ちがいいな"とか、"今日の空は青くて何てきれいなんだろう"と、小さな喜びを感じるようになったのです。そしてある日、テレビを見て笑っている自分の声に気づきました。

　これからどのように生きてゆくかは分かりませんが、死ぬことだけは怖くなくなりました。

あとがき

　この書籍は、第一に幅広いテーマを取り扱っている点に特徴がある。臨床試験、地域医療、セルフメディケーション、病院経営などの薬学生になじみが深い分野に加え、薬害、6年制を出た薬剤師が求められる職能、社会保障制度など在学中は重点的に学習しないジャンルをも扱っている。第二に、病院、調剤薬局、医薬品企業等の現場で経験を積んだ執筆陣が薬学生に向けて、実践的メッセージを送っている点が特徴として挙げられる。授業や試験前に参照するにとどまらず、卒業後も手元に置いていただきたい。医療人として激動の時代を生きる読者にとり、有用と思われる。

　次に筆者以外が担当した章について簡単な解説を加える。2章担当の渡邉氏は、医薬品メーカー、病院薬剤師、開発業務受託機関において要職を歴任され、医薬品の表も裏も知り抜いておられる。本書においては、上記の経験を基に育薬の現状と課題について執筆された。特に治験コーディネーターを志す読者は精読していただきたい。またすべての読者は、「薬剤は臨床試験が終わり市販されたらゴールではない、実はそこからが大事なのだ」という厳しい事実を胸に刻むことが望まれる。これこそ、渡邉氏が読者に伝えたいメッセージであろう。
　日本セルフメディケーション推進協議会理事の村田氏は、製薬企業、病院、大学を経て、現在はNPO活動に邁進されている。本書においては3章を担当され、セルフメディケーションに関する骨太な提言をしてくださった。今後の日本社会においては、社会保障制度の財政危機等によりセルフメディケーションが重要になると思われる。その際、薬の専門家である薬剤師の活躍が鍵となろう。村田氏は、ここに調剤・医薬品管理から健康管理への薬剤師職能のコペルニクス的転換がみられると主張する。この章を読み、セルフメディケーションに興味を持った方は、是非日本セルフメディケーション推進協議会のHPを訪れてほしい。URLは、http://self-medication.ne.jp/ である。
　4章担当の篠原氏は、明治薬科大学卒業後、MRとして勤務、その後しのはら薬局代表取締役に就任された。現在は、ケアマネージャーの資格を取得、在宅医療のスペシャリストとして、地域医療に貢献されている。"薬局薬剤師こそ在宅医療のキーマンである"というのが本章のポイントである。在宅医療に関心のある読者は特に精読されたい。
　地域医療について、5章で執筆してくださった山崎先生は、長年調剤薬局で勤務されたベテラン薬剤師である。ここでは、地域における薬剤師の役割、今後期待される

業務について、自らの経験に基づきわかりやすい解説がなされている。特に重要なのは、最終節の「地域医療における医療連携」であろう。調剤薬局に勤務する予定の読者は特に、脳内でシミュレーションをしつつ読んでいただきたい。

　6章担当の松本氏は、長年病院薬剤師として勤務された薬物治療のスペシャリストである。本書では、病院における薬剤師業務の現状と今後の課題について、忌憚ないご意見をいただいた。病院薬剤師は高い専門性と献身的姿勢が求められ、薬学生の進路として人気が高い職種である。薬のスペシャリストとして患者に最適な薬物治療を行うため、今が正念場と松本氏は主張する。薬剤管理指導業務を行う上で、患者さんと接触し、検査値をみる必要があれば採血を実施する、という時代が間近に迫っている。病院薬剤師を志す読者は、本章よりどのような点で専門性が求められているか、就職後いかなる研鑽が必要かを読み取ることが期待される。

　7章担当の野中氏は、大和調剤センター代表取締役を務めるかたわら、薬物乱用防止運動に取り組む名士である。本書においては、日本の社会保障制度について概観し、今後の課題を示唆されている。人口動態的にみて、日本はいまだかつてない少子高齢化社会に突入しようとしている。そしてこれは健康保険制度に直接的影響を与える。これから医療者になる読者には、このような危機感を持ちつつ職務を果たすことを望む。

　8章担当の原澤氏は現在、大学病院の薬剤部長として辣腕を振るわれている。本書においては、今後の病院経営における薬剤師の役割に関し、執筆していただいた。今日の日本では赤字の病院が多数存在し、病院倒産のニュースも見受けられる。薬剤の使い方は病院経営の在り方と密接なかかわりがあり、今後の病院薬剤師は鋭い経済感覚を持つことが求められる。薬剤師は病棟を中心に業務を行うことで、病院の収入を増やし、病院経営に貢献しうる、というのが原澤氏の主張の根幹であろう。読者はこの章を読み、薬とお金の関係について考察することが望まれる。

　9章担当の緒方氏は、国立衛生試験所薬品部を経て、明治薬科大で教鞭をとられた。現在は明治薬科大学の理事として活躍されている。本書においては、変わりゆく日本社会のニーズに薬剤師はどう対応するか、に関し、忌憚ないご意見をいただいた。大所高所からのシャープなご提言なので精読されたい。"ヘルスケアプロフェッショナルとして教育され、行動をとるということが、薬剤師が新たなサービスを世に提供する基礎条件である"という箇所が緒方氏の主張の根幹であろう。読者は、緒方氏のメッセージを受け取り、これまで学習したことを頭の中でまとめてほしい。そして、激動する社会において、医療者として何を目指すか、世の中にどう貢献するかを再考していただきたい。

　闘病記1（増山氏担当）からは、一粒の薬剤が複数のひとの運命を変えてしまう恐ろしさを感じてもらいたい。一般の商品に不具合があった場合、大抵は修復可能である。しかし、薬剤の場合、そうはいかない。いったん服用した薬剤を取り出すのは不

可能に近い。そして薬剤により、有害事象が起きた場合、当該患者のみならず家族等、周囲にも深刻な影響が及ぶ。"野良犬のように追い払われる"、"最後まで母は薬を飲んだ自分を許せずにいた"、当事者のことばは生々しい。増山氏ら患者・患者家族が中心となり、訴訟を起こすが、「自分の飲んだ薬で御上を訴えるなんて、責任転嫁も甚だしい」、「先祖の報いを受けている」など、批判にさらされた。正に victim blame（被害者叩き）である。読者は薬剤が患者・患者家族にもたらした深い爪痕を増山氏のことばから感じ取ってほしい。さらに、渡邉氏の章で重要性が強調されている育薬に関心を持っていただきたい。前述のように、薬剤は"販売までこぎつけたら終わり"というわけにはいかない。むしろそれからが本番といえる。

　闘病記2担当の伊藤氏は患者家族という立場から寄稿してくださった。伊藤氏は、数年前、明治薬科大学の総合人文社会科学の講義において講演された。今回収録した原稿は、当日の内容に加筆、修正したものである。講演当日、会場からはすすり泣く声が聞こえた。伊藤氏の静かな語り口が患者および家族がかかえる切実さ、それを支える医療者の責任の重さを余さず伝えていた。

　「病状が進むと、たくさんのお薬が必要になります。それが頼りなのです。薬は難しすぎて素人には分かりにくいものです。ただ、これを飲まないと、これを注射しないと、すぐにでも死んでしまう！？　と患者側は恐れるのです。病棟にも薬剤の専門家が常にいて患者と接していてくれたらと思ったものでした。」という箇所が特に印象に残る。

　読者にはこの章から、患者および患者家族の心情をくみ取ってもらいたい。そして、医療者としてどう対応するか、を今一度考えることが望まれる。さらに、薬学部に入学した動機をあらためて思い起こしてほしい。それが筆者の願いである。

　末筆ながら、密度の濃い原稿を寄せてくださった執筆者の方々、刊行にあたりご支援いただいた北樹出版の古屋様にこころより感謝申し上げる。

　　　平成 23 年 8 月 10 日

　　　　　　　　　　　　　　　　　　　　　　　　　　　　　　小松　楠緒子

執筆者・担当一覧

執筆者	所属	執筆順
小松楠緒子	明治薬科大学専任講師	第1章
渡邉 誠	明治薬科大学教授	第2章
村田 正弘	セルフメディケーション推進協議会専務理事	第3章
篠原 昭典	東京都薬剤師会 在宅医療支援事業ワーキンググループ副委員長	第4章
山崎 紀子	明治薬科大学専任講師	第5章
松本 邦洋	明治薬科大学専任講師	第6章
野中 明人	大和調剤センター代表取締役社長	第7章
原澤 秀樹	東京医科歯科大学歯学部附属病院薬剤部長	第8章
緒方 宏泰	明治薬科大学名誉教授	第9章
増山ゆかり	財団法人いしずえ事業部長	体験記1
伊藤 純子	主婦	体験記2

編著者略歴

小松　楠緒子（こまつ　なおこ）

東京大学文学部社会学科卒業。東京工業大学大学院社会理工学研究科博士前期課程、
同大学院社会理工学研究科博士後期課程（学術博士取得）を経て、明治薬科大学専任講師。
医療社会学専攻。

主著　「新しい医師―患者関係モデルとその可能性―R. M. ビーチの Deep-Value-pairing
　　　モデルを中心に」（保健医療社会学論集、第 8 号、1997：40-80、山崎喜比古と共著）
　　　『リアリティの捉え方―社会学研究法』（有斐閣、2000、分担執筆）
　　　『健康の謎を解く』（有信堂高文社、2001、分担翻訳）
　　　『伝達の技法』（学文社、2005、単著、監修長岡博人）
　　　『はじめての社会学』（三恵社、2005、単著）
　　　『実践　医療社会学』（北樹出版、2007、単著）
　　　「インターネットによる患者のエンパワーメント―患者主体の意思決定に向けて」
　　　『コンピュータ社会における人、生命、倫理と法』（レクシスネクシス・ジャパン、
　　　2007 年、分担執筆）
　　　『かんがえる社会学』（北樹出版、2008、単著）
　　　『実践　質的調査法』（三恵社、2009、単著）
　　　『薬学生のための医療倫理』（丸善、2010、分担執筆）

薬剤師と社会――変わりゆく職能

2011 年 10 月 5 日　初版第 1 刷発行

編著者　小松楠緒子
発行者　木村哲也

・定価はカバーに表示　　　　　　印刷　新灯印刷／製本　新灯印刷

発行所　株式会社 北樹出版
http://www.hokuju.jp
〒153-0061　東京都目黒区中目黒 1-2-6
TEL：03-3715-1525（代表）　FAX：03-5720-1488

Ⓒ Naoko Komatsu 2011, Printed in Japan　　　　ISBN 978-4-7793-0306-7

（乱丁・落丁の場合はお取り替えします）